ALLENAMENTO PER LA FORZA

BIBBIA DEGLI ALLENAMENTI

Per Gli Anziani Over 70

Esercizi Rapidi E Semplici Per Promuovere La Longevità, Migliorare L'equilibrio E Aumentare La Mobilità

DR. THOMPSON CLARK

Disclaimer

Il design di questo libro è incentrato sulla tua salute e sul tuo benessere. Gli esercizi, i consigli e i suggerimenti hanno lo scopo di aiutarti nel tuo percorso verso una migliore mobilità e sollievo. Tieni presente, però, che ogni persona ha un corpo unico, quindi ciò che si adatta a uno potrebbe non adattarsi a un altro.

Prima di iniziare qualsiasi nuovo regime di fitness, ti consiglio di parlare con il tuo medico, in particolare se hai problemi o preoccupazioni mediche di base. Vacci piano e presta attenzione al tuo corpo mentre procedi, poiché la tua sicurezza viene prima di tutto.

Questo libro non sostituisce la consulenza, la diagnosi o il trattamento medico di esperti; piuttosto, ha lo scopo di potenziarti e ispirarti con strategie di allenamento per la forza. Ti invitiamo a contattare un operatore sanitario autorizzato se hai domande o dubbi sulla tua salute.

Spero che questo libro ti dia l'ispirazione, la spinta e le azioni fattibili di cui hai bisogno per vivere una vita più piacevole e attiva.

Testimonianze dei lettori...

Ecco brevi testimonianze di lettori che hanno ritrovato sollievo e ritrovata mobilità *"Allenamento Per La Forza Bibbia Degli Allenamenti Per Gli Anziani Over 70"*

Marjorie, 78 anni, insegnante in pensione

Non avrei mai immaginato di poter sollevare pesi alla mia età, ma questo libro ha cambiato completamente la mia prospettiva. Avevo quasi settant'anni quando presi in mano per la prima volta la "Allenamento Per La Forza Bibbia Degli Allenamenti Per Gli Anziani Over 70" e non avevo idea da dove cominciare. Gli esercizi sono semplici da seguire e adatti alle mie capacità. Dopo solo poche settimane, la mia mobilità è migliorata e sono riuscito ad alzarmi dalla sedia senza avvertire la normale rigidità alle ginocchia. La progressione è stata fantastica! Mi sento più forte, più autonomo e più fiducioso. Questo libro mi ha dato una nuova prospettiva di vita.

Henry, 72 anni, meccanico in pensione

Avendo sofferto di mal di schiena per molto tempo, non ero convinto che l'allenamento per la forza avrebbe funzionato per me. Ma dopo aver letto " Allenamento Per La Forza Bibbia Degli Allenamenti Per Gli Anziani Over 70", ci ho provato. Ho iniziato con gli esercizi di base creati dal mio consulente sanitario partendo dai primi 20 esercizi di questo libro e sono rimasto piacevolmente sorpreso da quanto presto mi sono sentito più forte. Il mio disagio alla schiena si è attenuato e mi sento più attivo di quanto non fossi da anni. Mi sono sentito a mio agio e fiducioso perché il libro enfatizzava allenamenti semplici e sicuri. Adesso mi godo le passeggiate e riprendo anche a dedicarmi al giardinaggio, cosa che non avrei mai pensato di fare.

Esther, 74 anni, nonna di tre figli

Ho provato diverse routine di allenamento in passato, ma nessuna sembrava adatta alla mia età. Questo libro è distintivo. Il formato è ideale per gli anziani, aumentando gradualmente lo sforzo concentrandosi sulla sicurezza e sulla forma. Ho rafforzato le mie braccia e le mie gambe e, cosa più significativa, ho ritrovato la mia fiducia. Sono stato in grado di completare gli esercizi al mio ritmo e i risultati sono stati fantastici. Ora posso salire le scale senza tenermi alla ringhiera e la mia postura è migliorata. Vorrei aver iniziato prima.

Ciascuno di questi lettori ha ottenuto un sollievo a lungo termine grazie al metodo sistematico del libro e le loro storie dimostrano quanto efficace possa essere questo programma per individui di tutte le età, in particolare per gli anziani di età superiore ai 70 anni.

SOMMARIO

SULL'AUTORE

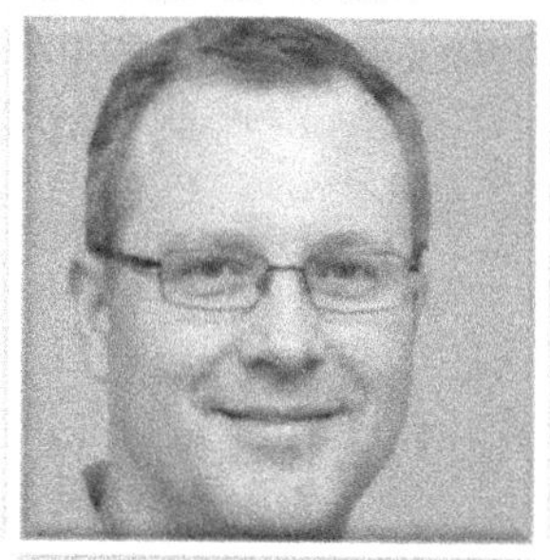

Dr. Thompson Clark è un fisioterapista esperto e specialista in cure geriatriche con oltre 30 anni di esperienza nel lavoro per migliorare la vita delle persone anziane. Il dottor Clark, specialista in mobilità, flessibilità e trattamento del dolore, si è affermato come una figura rispettata nel campo della salute degli anziani, sostenendo approcci non invasivi che aiutino gli anziani a preservare la loro libertà. Il suo desiderio di aiutare gli anziani a rimanere attivi e in salute lo ha portato a creare semplici routine di stretching adatte alle loro esigenze specifiche.

L'istruzione della Dott.ssa Clark include a **Dottorato in Terapia Fisica (DPT)** con particolare attenzione all'assistenza geriatrica. All'inizio del suo lavoro, notò un vuoto nell'assistenza sanitaria agli anziani: l'esercizio fisico e la mobilità venivano spesso ignorati a favore di farmaci o interventi chirurgici. In risposta, ha sviluppato programmi individualizzati per gestire il dolore cronico, la flessibilità e la postura, consentendo a persone di tutte le età di godere di una vita soddisfacente e senza dolore. Il suo metodo sottolinea l'importanza di esercizi semplici ed efficaci che chiunque può eseguire, indipendentemente dal livello di forma fisica.

Come autore, il dottor Clark ha scritto molto sulla salute e il benessere degli anziani, rendendo semplici per i suoi lettori concetti medici complicati. I suoi libri e articoli evidenziano i benefici dello stretching e del movimento per le persone anziane, fornendo consigli pratici che gli anziani possono adottare nella loro routine quotidiana. I suoi scritti hanno un pubblico devoto grazie alla sua capacità di spiegare informazioni sanitarie senza compromettere la profondità o l'accuratezza.

Oltre alla sua pratica professionale e alla sua scrittura, il dottor Clark è un importante sostenitore del benessere mentale ed emotivo degli anziani. Incorpora tecniche di consapevolezza e rilassamento nelle sue sessioni di stretching, che aiutano le persone anziane a gestire lo stress e l'ansia migliorando al tempo stesso la loro salute fisica. Il suo approccio olistico enfatizza il legame tra mente e corpo, incoraggiando gli anziani a prendersi cura di entrambe le parti del proprio benessere.

Il dottor Clark è attivo nella sua comunità, offrendo seminari gratuiti e iniziative di benessere per gli anziani, in particolare nelle regioni povere. La sua dedizione nel mantenere gli anziani attivi e in salute va oltre la sua carriera professionale, poiché continua a educare gli operatori sanitari e a promuovere programmi di benessere che consentono agli anziani di vivere la loro vita migliore.

INTRODUZIONE

Mentre stavo fuori dalla palestra, un forte vento soffiava nell'aria mattutina, ho notato Mary, una donna di 73 anni con un sorriso accattivante e uno scintillio negli occhi, che camminava avanti e indietro con ansia davanti alla palestra. Non aveva mai messo piede in una palestra prima, per non parlare dell'idea di sollevare pesi. Era stata impegnata per la maggior parte della sua vita, crescendo una famiglia, lavorando e affrontando la routine quotidiana. Ma con il passare degli anni, si rese conto di qualcosa che molti di noi avvertono quando invecchiano: dolori, dolori, rigidità alle articolazioni e la fastidiosa sensazione che le cose non fossero così semplici come una volta.

Mary aveva sentito parlare di allenamento per la forza per gli anziani e credeva che potesse trarne beneficio. Aveva sentito storie da amici, giornali e persino dal suo medico sui benefici dell'allenamento con i pesi, ad esempio su come potrebbe aiutare ad aumentare la mobilità, ridurre il rischio di cadute, rafforzare le ossa e ripristinare la fiducia. Tuttavia, una parte di lei si opponeva all'idea. *Potrebbe riuscirci? Il sollevamento pesi potrebbe aiutare qualcuno come lei, che non è mai stato in una palestra? L'allenamento della forza non era riservato solo ai giovani e agli atleti?*

Mi sono avvicinato a lei, offrendole una calorosa stretta di mano e un sorriso confortante. "Mary," continuai dolcemente, "questo segna l'inizio di un viaggio che ha il potenziale per migliorare la tua vita. Come molti altri prima di te, stai per scoprire come l'allenamento della forza può farti sentire più forte, più capace e più forte." più fiducioso a qualsiasi età."

La trepidazione di Mary si calmò e, quando entrammo in palestra, potei sentire lo spostamento di energia. Quel giorno fu l'inizio della sua avventura nell'allenamento della forza. Alla fine del primo mese aveva già notato notevoli miglioramenti. La sua energia era stata ripristinata, il disagio alla schiena si era attenuato e anche le cose ordinarie, come trasportare la spesa, erano meno stressanti. Ma, cosa ancora più importante, Mary aveva acquisito qualcosa di molto più prezioso: un senso di indipendenza.

Questo libro ha lo scopo di portarti lungo lo stesso percorso. È destinato a persone come Mary, a coloro che possono essere incerti, che in precedenza hanno dubitato di se stessi, ma che sono pronti a fare il passo successivo verso il recupero di forza, fiducia e una migliore qualità di vita. Questa è la tua occasione per riparare e avere successo.

Ho lavorato con innumerevoli anziani che in precedenza ricoprivano la posizione di Mary. Avevano paura che i loro anni migliori fossero ormai alle spalle, che i loro muscoli fossero troppo deboli o che i loro corpi fossero troppo delicati per sopportare un allenamento di forza. Eppure, più e più volte, li ho visti superare le loro preoccupazioni. Li ho visti crescere da principianti nervosi a individui potenziati che si sentono più vivi che mai. E auguro lo stesso a te.

Perché l'allenamento della forza è importante per gli anziani?

La massa muscolare e la forza si deteriorano naturalmente con l'età. Questa condizione, nota come **sarcopenia,** può iniziare già intorno ai 30 anni, ma aumenta dopo i 60 anni e oltre. Questa perdita di massa muscolare può causare una serie di problemi, tra cui una ridotta mobilità, un aumento del rischio di cadute e persino problemi con le attività quotidiane come trasportare la spesa o alzarsi da una sedia. Ma c'è una buona notizia: l'allenamento della forza può aiutare a invertire questa tendenza. Non si tratta solo di sviluppare muscoli enormi; si tratta anche di conservare la forza necessaria per uno stile di vita sano e indipendente.

L'esercizio di forza avvantaggia gli anziani aumentando la massa muscolare e migliorando anche la densità ossea, la funzione articolare, l'equilibrio e la flessibilità. Si tratta di migliorare la tua capacità di vivere senza limiti, che si tratti di salire le scale, alzarsi da una sedia senza aiuto o semplicemente portare una borsa della spesa. E, come vedrai nei prossimi capitoli, l'allenamento della forza è interamente personalizzabile in base al tuo livello di forma fisica.

Gli esercizi contenuti in questo libro sono stati creati pensando a te. Che tu sia un principiante assoluto o che ti alleni da anni, c'è qualcosa qui che ti viene incontro ovunque ti trovi. Il viaggio da percorrere sarà unico per ogni individuo, ma i risultati sono universali: maggiore forza, migliore salute e più libertà di godersi la vita mentre si invecchia.

Come Mary, molti lettori hanno condiviso con me le loro storie nel corso degli anni. Tom, un ragazzo, soffriva di artrite da decenni. Le sue ginocchia erano rigide e camminare a volte era spiacevole. Ma dopo alcuni mesi di allenamento per la forza, è riuscito a fare passeggiate regolari senza disagio e ha persino ripreso a fare giardinaggio, un hobby che aveva abbandonato anni prima. Mi ha detto che non solo le sue articolazioni erano migliorate, ma la sua intera prospettiva sulla vita era cambiata. Non si sentiva più dipendente dal suo corpo. Invece, sentiva di avere il controllo.

Un'altra lettrice, Helen, era preoccupata che l'allenamento per la forza sarebbe stato troppo faticoso per il suo cuore. Aveva una storia di malattie cardiache e aveva sempre evitato un intenso esercizio fisico. Tuttavia, dopo aver consultato il suo medico, si rese conto che l'allenamento della forza poteva potenzialmente migliorare la salute del suo cuore. Helen è riuscita ad aumentare i suoi livelli di energia, a dormire meglio e persino ad abbassare la pressione sanguigna dopo alcune settimane di implementazione di una routine di allenamento della forza coerente e personalizzata.

Storie come questa sono il motivo per cui sono così ansioso di condividere questo libro con voi. L'allenamento per la forza ha trasformato la vita di innumerevoli anziani e credo che possa fare lo stesso per te. Se vuoi alleviare il dolore, migliorare la mobilità o semplicemente sentirti più forte nella vita quotidiana, questo libro ti guiderà passo dopo passo attraverso il processo.

Mi rendo conto di quanto possa essere difficile fare il primo passo. Potrebbe essere stressante prendere in considerazione l'idea di iniziare qualcosa di nuovo, soprattutto quando richiede un po' di sudore e lavoro. Ma ti prometto che, come Mary, Tom, Helen e tanti altri, sei capace di più di quanto pensi. L'allenamento della forza per gli anziani si concentra sul progresso piuttosto che sulla perfezione. Si tratta di fare del tuo meglio oggi e migliorare domani.

Quindi, ti do il benvenuto per intraprendere questo viaggio con me. Ogni capitolo è un passo avanti verso il diventare una versione più forte, più sana e più indipendente di te stesso. Mentre esegui questi esercizi, tieni presente che ogni ripetizione, serie e allungamento riguarda qualcosa di più della semplice forza fisica; si tratta anche di sviluppare una nuova relazione con te stesso. Stai riconquistando la salute, la fiducia e il futuro.

Iniziamo il percorso per riparare e prosperare insieme.

CAPITOLO 1: COMPRENDERE L'ALLENAMENTO DELLA FORZA SENIOR

Una Panoramica Degli Effetti Sulla Salute Della Perdita Muscolare Legata All'età

I nostri corpi si alterano naturalmente con l'avanzare dell'età, influenzando il nostro metabolismo, i muscoli, le ossa e il benessere generale. La graduale perdita di massa e forza muscolare, definita dal punto di vista medico sarcopenia, è una delle alterazioni più evidenti. La perdita muscolare legata all'età ha un impatto su quasi tutti i sistemi corporei, inclusi l'equilibrio, il movimento, il metabolismo e persino la salute mentale.

La sarcopenia è la progressiva perdita di massa, forza e funzionalità muscolare, correlata all'età. Mentre l'atrofia muscolare può iniziare intorno ai trent'anni, la sarcopenia si manifesta tipicamente negli over 60 e accelera intorno ai 70 anni. Il termine è greco, con ***non farlo*** Senso ***"carne"*** E ***dipinto*** Senso ***"perdita."*** Gli studi dimostrano che gli adulti perdono circa il 3-8% della massa muscolare ogni dieci anni dopo i 30 anni e che questo tasso aumenta con l'età.

Ragioni della perdita muscolare con l'età

1. Diminuzione dell'attività fisica: la mancanza di attività fisica, in particolare l'allenamento della forza e l'esercizio di resistenza, è una delle principali cause di sarcopenia. Sebbene il tessuto muscolare si adatti bene all'uso e allo stress, i muscoli si atrofizzano e diminuiscono se non utilizzati regolarmente.

2. Cambiamenti ormonali: man mano che le persone invecchiano, i loro livelli di ormone della crescita, estrogeni e testosterone a volte fluttuano. È più difficile costruire e mantenere i muscoli quando i livelli di questi ormoni diminuiscono perché sono cruciali per preservare la massa muscolare.

3. Diminuzione della sintesi proteica: man mano che invecchiamo, la capacità del nostro corpo di produrre proteine dal cibo e di assegnarle al tessuto muscolare si deteriora in modo appropriato. Ciò implica che le persone anziane potrebbero non riuscire a costruire muscoli con successo anche con una dieta ricca di proteine.

4. Infiammazione cronica: un'infiammazione di basso livello e persistente è comune negli anziani e ha un ruolo nel deterioramento dei muscoli. Indebolendo progressivamente i muscoli, le malattie infiammatorie come l'artrite possono accelerare questo declino.

5. Cambiamenti neurologici: man mano che le persone invecchiano, il loro sistema neuromuscolare può risentirne. Ciò potrebbe portare a una diminuzione del numero di segnali nervosi che raggiungono i muscoli, con conseguente diminuzione della loro funzione e reattività. La forza muscolare e la coordinazione sono direttamente influenzate dalla perdita della funzione nervosa e della stimolazione muscolare.

Impatti sulla qualità della vita e sulla salute

Gli effetti della perdita muscolare sulla salute fisica, metabolica e mentale sono estesi. Di seguito sono riportati alcuni dei modi principali in cui la sarcopenia influisce sulla salute generale:

1. Diminuzione della mobilità e dell'equilibrio: la capacità di muoversi liberamente e mantenere l'equilibrio è ostacolata da una perdita di forza muscolare. Il rischio di cadute e rotture potrebbe aumentare se anche attività di base come camminare, salire le scale o alzarsi da una posizione seduta diventano impegnative. Una delle principali cause di infortuni e di ridotta indipendenza tra gli anziani sono le cadute.

2. Aumento del rischio di frattura e perdita ossea: poiché i muscoli e le ossa cooperano, le forze applicate dai muscoli aiutano a mantenere stabile la densità ossea. Le ossa non vengono sollecitate adeguatamente poiché la massa

muscolare diminuisce, aumentando il rischio di osteoporosi, fratture ossee e altre condizioni scheletriche.

3. I muscoli bruciano calorie anche quando non sono in movimento poiché sono tessuti metabolicamente attivi. L'aumento di peso e un rischio maggiore di malattie metaboliche come il diabete di tipo 2 sono risultati comuni di una diminuzione della massa muscolare, che causa anche una diminuzione del tasso metabolico. L'equilibrio energetico del corpo può essere mantenuto e la funzione metabolica può essere preservata mantenendo una massa muscolare sana.

4. Diminuzione dell'indipendenza e della qualità della vita: la capacità di vivere in modo indipendente può essere ridotta dalle limitazioni fisiche causate dalla perdita muscolare. Compiti semplici come pulire, fare giardinaggio e fare la spesa sono diventati impegnativi o impossibili, il che ha un impatto sull'autostima e sulla qualità della vita.

5. Rischio elevato di malattie croniche: la massa muscolare influisce sulla salute metabolica in generale. Un rischio più elevato di patologie croniche come diabete, malattie cardiache, ipertensione e diversi tipi di cancro è stato collegato alla perdita muscolare. Poiché i muscoli trattengono il glucosio, la loro perdita può provocare resistenza all'insulina, un fattore di rischio chiave per il diabete e le malattie cardiache.

6. La salute mentale di una persona può risentire di limitazioni fisiche e di libertà limitata. Gli anziani che perdono massa muscolare possono anche sentirsi impotenti, avere una maggiore paura di cadere e un peggiore senso di autostima. Poiché l'esercizio migliora la salute del cervello e la funzione cognitiva, una diminuzione dell'attività fisica potrebbe peggiorare la depressione e il declino cognitivo.

Come arrestare e gestire la perdita muscolare legata all'età

La buona notizia è che esistono modi efficaci per arrestare o ridurre la perdita muscolare e la sarcopenia non è irreversibile.

1. Allenamento per la forza: uno dei modi migliori per combattere la sarcopenia è impegnarsi in attività regolari di allenamento per la forza, inclusi esercizi a corpo libero, allenamenti con fasce di resistenza e sollevamento pesi. A qualsiasi età, l'allenamento della forza può aiutarti a costruire muscoli e migliorare la forza, la resistenza e la massa muscolare.

2. Consumo proteico sufficiente: per aumentare la sintesi muscolare, gli anziani necessitano di più proteine rispetto ai più giovani. Carni magre, pesce, uova, fagioli e lenticchie sono esempi di alimenti ricchi di proteine che possono supportare il mantenimento della massa muscolare. Gli integratori proteici possono essere utili per alcune persone,

ma dovrebbero essere assunti solo sotto la supervisione di un medico.

3. Rimanere attivi: oltre all'allenamento della forza, esercizi regolari come andare a cavallo, nuotare o camminare possono aiutare a preservare la forma fisica generale e la funzione muscolare. Inoltre, l'esercizio migliora la salute mentale, l'equilibrio e la salute cardiovascolare.

4. Risoluzione dello squilibrio ormonale: parlare con un operatore sanitario dei propri livelli ormonali può essere utile per alcuni individui. L'equilibrio ormonale può occasionalmente essere migliorato mediante trattamenti e modifiche dello stile di vita, ma questi devono essere gestiti con attenzione.

5. Gestione delle condizioni croniche: la perdita muscolare può essere evitata gestendo efficacemente problemi di salute a lungo termine come il diabete, le malattie cardiache e l'artrite. Mantenere la forza e la mobilità richiede il trattamento di questi problemi poiché possono causare infiammazioni e inattività.

6. Assunzione di calcio e vitamina D: la salute delle ossa e dei muscoli dipende sia dal calcio che dalla vitamina D. Una quantità sufficiente di vitamina D proveniente dal cibo, dagli integratori o dalla luce solare può supportare un

invecchiamento sano. La vitamina D aiuta la funzione muscolare e l'assorbimento del calcio.

Con l'avanzare dell'età, ci sono vantaggi significativi nell'adottare misure preventive per mantenere la massa muscolare nelle prime fasi della vita. L'allenamento della forza può aiutare a mantenere l'indipendenza, la vitalità e la qualità della vita prevenendo la perdita muscolare se combinato con una dieta nutriente e uno stile di vita attivo. Includendo l'allenamento della forza, una dieta sana e un regolare esercizio fisico nella loro routine quotidiana, gli anziani possono preservare la loro mobilità e la buona salute fino alla vecchiaia.

Sebbene la perdita muscolare legata all'età sia comune, è anche molto gestibile. La salute generale può essere notevolmente migliorata comprendendo l'importanza della salute muscolare, identificando le cause della sarcopenia e mettendo in pratica strategie di prevenzione. La conservazione dei muscoli è fondamentale per gli adulti sopra i 70 anni per mantenere la propria indipendenza, evitare malattie croniche e vivere una vita migliore oltre ad essere fisicamente attivi. Gli adulti che invecchiano possono prosperare e mantenere uno stile di vita attivo anche in età avanzata prevenendo gli impatti della perdita muscolare con consapevolezza e impegno costante.

I Vantaggi Dell'allenamento Della Forza Per Gli Anziani

Con i suoi numerosi vantaggi che migliorano l'indipendenza, la qualità della vita e la salute generale, l'allenamento della forza viene riconosciuto come una tecnica utile per gli adulti sopra i 70 anni. La ricerca e l'esperienza personale dimostrano che gli anziani possono trarre benefici significativi dall'aggiunta di esercizi di resistenza ai loro regimi, anche se l'allenamento della forza è stato storicamente collegato alle popolazioni o agli sport più giovani. Esaminiamo alcuni dei principali vantaggi dell'allenamento della forza per gli anziani.

1. Mantenere la forza e prevenire la perdita muscolare

La naturale perdita di massa muscolare correlata all'invecchiamento è nota come sarcopenia. Intorno ai 30 anni, la massa muscolare inizia a diminuire a un ritmo del 3-5% ogni dieci anni, con un ritmo che accelera oltre i 60 anni. La forza, l'equilibrio e la mobilità possono essere compromessi da questo graduale degrado muscolare, aumentando il rischio di cadute e infortuni. Uno dei modi migliori per gli anziani per fermare o addirittura invertire la perdita muscolare è attraverso l'allenamento della forza. Ciò li aiuterà a mantenere la massa muscolare e la forza funzionale, necessarie per le attività quotidiane come trasportare la spesa, alzarsi da una sedia e camminare da soli.

Concentrandosi su particolari regioni muscolari, gli esercizi di allenamento della forza migliorano il tono e incoraggiano la creazione di nuove fibre muscolari. Gli anziani possono preservare e persino ritrovare la massa muscolare con esercizi a basso impatto utilizzando fasce di resistenza o piccoli pesi. Le persone anziane possono muoversi con maggiore sicurezza poiché questa conservazione della forza crea le basi per una maggiore resilienza fisica e indipendenza.

2. Ridotto rischio di osteoporosi e aumento della densità ossea

Le ossa delle persone si deteriorano con l'età e sono più inclini a rompersi. La condizione nota come osteoporosi, caratterizzata da ossa deboli e fragili, è comune tra le persone anziane, soprattutto tra le donne. L'allenamento della forza è un modo meraviglioso per rafforzare le ossa perché applica uno stress controllato allo scheletro, che attiva le cellule che formano le ossa. Nel tempo, questo "stress" fa sì che il corpo produca più depositi di calcio nelle ossa, il che aumenta la densità ossea.

Il rafforzamento osseo riduce il rischio di fratture, il che è particolarmente importante per gli anziani perché le fratture ossee possono causare lunghi periodi di recupero e mobilità limitata. Gli anziani che si impegnano regolarmente in un allenamento di resistenza possono mantenere le ossa più forti e più sane e ridurre il rischio di fratture legate all'osteoporosi, in particolare quelle che colpiscono le anche, la colonna vertebrale e i polsi.

3. Migliore gestione del dolore e salute delle articolazioni

Gli anziani sperimentano spesso dolori articolari e rigidità e molti soffrono di condizioni come l'artrite. Rafforzando i muscoli che circondano le articolazioni, l'allenamento della forza aiuta a controllare e ridurre il dolore articolare aumentando il supporto e alleggerendo il carico sulle aree problematiche. Muscoli forti aiutano a rilasciare la pressione dalle articolazioni, rendendo il movimento più confortevole e indolore. Gli esercizi progettati specificamente per gli anziani sono spesso delicati e a basso impatto, il che li rende adatti a persone con artrite o altre condizioni correlate alle articolazioni.

L'esercizio di forza può anche aiutare a ridurre l'infiammazione nel corpo. Il dolore articolare e muscolare è spesso aggravato dall'infiammazione cronica ed è stato scoperto che l'esercizio fisico regolare, in particolare l'allenamento di resistenza, riduce i marcatori dell'infiammazione. Gli anziani che seguono una routine costante potrebbero scoprire che le loro articolazioni diventano meno dolorose e tese, consentendo loro di muoversi più facilmente.

4. Migliore equilibrio e minore possibilità di cadere

Gli anziani sono spesso feriti e ricoverati in ospedale a causa di cadute, che spesso si traducono in un declino della loro indipendenza e del loro tenore di vita. A causa della debolezza muscolare e del declino della propriocezione (il senso di posizione e movimento del corpo), l'equilibrio e la coordinazione in genere si degradano con l'età. L'equilibrio e la stabilità sono essenziali per prevenire le cadute e possono essere migliorati con esercizi di allenamento della forza che diano priorità alla forza delle gambe, alla stabilità del tronco e ai movimenti funzionali.

Le attività della parte inferiore del corpo che rafforzano le gambe e il core, come il sollevamento delle gambe da seduti, i colpi sulle dita dei piedi e gli esercizi con la fascia di resistenza, migliorano l'equilibrio. Gli anziani che rafforzano la parte inferiore del corpo e i muscoli centrali hanno una migliore coordinazione e un maggiore controllo sui propri movimenti. Gli anziani possono sentirsi più sicuri quando camminano e salgono le scale grazie alla loro maggiore stabilità ed equilibrio, che potrebbe ridurre il rischio di cadere.

5. Miglioramento della salute del cuore

Sebbene l'allenamento della forza sia spesso legato alla crescita muscolare, ha anche effetti positivi sulla salute del cuore. L'allenamento di resistenza aumenta la circolazione, favorendo la salute del cuore e dei vasi sanguigni. Inoltre, l'allenamento della forza abbassa la pressione sanguigna, aumenta il colesterolo e facilita un migliore flusso sanguigno. L'allenamento della forza può essere una componente cruciale del mantenimento della salute cardiovascolare per gli anziani che sono già a rischio di malattie cardiache.

Particolarmente utile per regolare i livelli di zucchero nel sangue, l'allenamento della forza può aiutare nella gestione o nella prevenzione del diabete di tipo 2. Durante l'allenamento di resistenza, il glucosio viene utilizzato come fonte di energia quando i muscoli si contraggono, abbassando lo zucchero nel sangue e aumentando la sensibilità all'insulina. Gli anziani con diabete o a rischio di malattia potrebbero mantenere livelli sani di zucchero nel sangue impegnandosi in allenamenti di forza.

6. Benefici per la salute mentale e la funzione cognitiva

L'allenamento della forza ha importanti effetti psicologici oltre a quelli fisici. L'esercizio fisico, come l'allenamento di resistenza, promuove il rilascio di endorfine, che sono sostanze chimiche che provocano il benessere e alleviano lo stress. L'esercizio fisico frequente può aiutare a ridurre i sintomi di ansia e depressione che sono frequenti negli anziani, in particolare in coloro che si sentono soli o hanno problemi legati all'invecchiamento.

Inoltre, il funzionamento cognitivo può essere migliorato attraverso l'allenamento muscolare. La ricerca indica che l'allenamento di resistenza aumenta il flusso sanguigno al cervello e innesca la sintesi di sostanze chimiche neurotrofiche, che supportano la funzione cognitiva e la salute neuronale. L'esercizio fisico frequente può aiutare a prevenire la demenza ed è stato collegato a un declino cognitivo più lento. Gli anziani sopra i 70 anni che praticano allenamenti per la forza possono migliorare il loro umore, la concentrazione e la lucidità mentale oltre alla loro resilienza fisica.

7. Maggiore flessibilità e mobilità

L'allenamento della forza aumenta la gamma di movimento, flessibilità, tono muscolare e stabilità. Gli anziani possono preservare o migliorare la propria mobilità impegnandosi in allenamenti di forza che spesso incorporano il movimento articolare su una serie di movimenti. Le persone anziane hanno bisogno di flessibilità per evitare rigidità ed essere in grado di svolgere le attività quotidiane con facilità.

Gli esercizi che mantengono i muscoli tesi e le articolazioni elastiche includono sollevamenti delle gambe, affondi e allungamenti con fasce di resistenza. Gli anziani possono muoversi con sicurezza e libertà perché unisce forza e flessibilità, il che incoraggia uno stile di vita più attivo. Le persone anziane con maggiore mobilità possono anche dedicarsi ad attività familiari, viaggi e hobby che altrimenti sarebbero impegnativi.

8. Maggiore vitalità e qualità del sonno

Inoltre, l'allenamento della forza aiuta a migliorare la qualità del sonno, che è comunemente problematica per le persone anziane. L'orologio interno del corpo è regolato dall'attività fisica, il che rende più facile addormentarsi e rimanere addormentati tutta la notte. Inoltre, aiuta a migliorare il sonno diminuendo i sintomi dei disturbi del sonno tra cui ansia e apnea notturna, che possono entrambi interferire con i cicli del sonno. Un sonno migliore promuove uno stile di vita attivo e coinvolto aumentando la vigilanza e l'energia durante il giorno.

L'allenamento della forza aumenta anche l'efficacia dei sistemi muscolare e cardiovascolare, aumentando i livelli di energia. Gli anziani che hanno muscoli più forti e un sistema circolatorio sano si sentiranno regolarmente più energici e meno esausti.

9. Incoraggiare l'interazione sociale

L'allenamento per la forza può supportare una maggiore interazione comunitaria e sociale, tutti aspetti fondamentali per la salute mentale e il divertimento generale. Molti anziani partecipano a centri comunitari locali o a programmi di fitness di gruppo, che offrono possibilità di sostegno e connessione sociale.

Queste connessioni sociali possono aiutare nella lotta contro l'isolamento e la solitudine, comuni tra gli anziani. Sviluppare connessioni con persone che condividono i tuoi obiettivi di fitness aumenta la responsabilità e la motivazione, rendendo l'allenamento più piacevole. Inoltre, la compagnia promossa nei contesti di gruppo migliora la salute emotiva e il senso di inclusione, elevando così la qualità generale della vita.

10. Generare una sensazione di realizzazione

L'allenamento per la forza aumenta la tua autostima e ti dà un senso di soddisfazione quando raggiungi i tuoi obiettivi di fitness. Questi successi, sia che includano l'apprendimento di una nuova abilità, l'aumento delle ripetizioni o il sollevamento di pesi più pesanti, aumentano l'autostima e coltivano un atteggiamento positivo.

Gli anziani che sperimentano questo senso di realizzazione possono essere ispirati ad affrontare nuove sfide, impegnarsi in hobby o essere coinvolti in attività della comunità. L'allenamento per la forza aiuta gli anziani a godersi la vita con passione e gioia aumentando la loro fiducia, che a sua volta migliora la resilienza e incoraggia un atteggiamento proattivo nei confronti dell'invecchiamento.

11. Stabilire una struttura e una routine

L'allenamento settimanale della forza ti dà un senso di scopo e organizzazione, il che è particolarmente utile quando sei in pensione o hai meno tempo per allenarti. Gli anziani che seguono un programma di allenamento regolare diventano più disciplinati e sono motivati a mettere la propria salute e il proprio benessere al primo posto.

Inoltre, un programma di esercizi strutturato può migliorare i ritmi del sonno, aumentando i livelli di felicità e vitalità ovunque.

Il recupero, la funzione cognitiva e la regolazione emotiva dipendono tutti dal dormire abbastanza bene, il che aiuta le persone a vivere più a lungo e in salute migliore.

Le persone sopra i 70 anni possono trarre beneficio dall'allenamento della forza in molti modi, inclusa una migliore salute mentale e fisica. Mantenendo la massa muscolare, aumentando la densità ossea, migliorando la mobilità e supportando la salute cardiovascolare, l'allenamento della forza consente agli anziani di condurre una vita più attiva e appagante. Il programma di un anziano dovrebbe includere l'allenamento della forza per diversi motivi, come il miglioramento della salute mentale, il miglioramento dell'equilibrio e la riduzione del dolore. L'allenamento della forza è un modo sicuro ed efficace per gli anziani di rimanere sani e attivi fino alla vecchiaia, indipendentemente dal loro grado di esperienza.

Sfatare Miti E Malintesi Sull'allenamento Della Forza Per Gli Anziani

Con l'avanzare dell'età, il nostro corpo subisce cambiamenti che potrebbero influenzare la nostra forza, equilibrio e livello generale di forma fisica. Per molti anziani, l'allenamento della forza effettuato regolarmente migliora la loro indipendenza, salute e qualità della vita. Tuttavia, nonostante i vantaggi, molte persone anziane sono scoraggiate dal partecipare ad allenamenti per la forza a causa di credenze persistenti e malintesi. Per aiutare gli anziani a considerare l'allenamento della forza come un mezzo sicuro ed efficiente per preservare la loro salute e vitalità, è fondamentale che queste idee sbagliate vengano affrontate.

Mito 1: gli anziani dovrebbero evitare l'allenamento della forza

A causa delle preoccupazioni sui potenziali danni, uno dei miti più diffusi è che l'allenamento della forza sia rischioso per gli anziani. Un adeguato allenamento per la forza non solo è sicuro ma anche utile, anche se gli anziani possono essere più suscettibili a determinate malattie. La ricerca ha ripetutamente dimostrato che gli anziani che praticano esercizi di forza subiscono meno infortuni rispetto a quelli che non lo fanno.

Una buona tecnica e un programma di formazione su misura che consideri le capacità, i limiti e i problemi di salute unici di ogni persona sono il primo passo verso la sicurezza. Lavorare con un allenatore qualificato specializzato nell'insegnamento agli anziani potrebbe aiutarli a evitare il sovrallenamento e a sviluppare la forma corretta. Inoltre, l'adattamento è possibile senza sottoporre il corpo a sforzi eccessivi, iniziando con piccoli pesi o fasce di resistenza e aumentando progressivamente l'intensità.

Mito 2: i muscoli voluminosi sono il risultato dell'allenamento della forza

Un altro malinteso comune è che l'allenamento della forza porti a muscoli grandi, che molte persone anziane preferirebbero non avere. Le donne sono particolarmente inclini a questo malinteso perché temono che l'allenamento per la forza possa farle sembrare troppo macho o forti.

È importante tenere presente che lo sviluppo di una crescita muscolare significativa richiede determinati regimi di esercizio, compreso l'uso di pesi più grandi per meno ripetizioni, che di solito sono abbinati a tecniche dietetiche rigorose. Con i programmi di allenamento per la forza convenzionali, la maggior parte degli anziani non otterrà una struttura ampia. Invece di aggiungere peso, l'allenamento della forza migliora la mobilità funzionale, stimola il metabolismo, costruisce la massa muscolare magra e migliora la forza complessiva.

Mito 3: I pesi pesanti non dovrebbero essere usati dagli anziani

Molti anziani credono erroneamente che qualcosa di più grande possa ferirli, quindi dovrebbero usare solo pesi piccoli. L'idea che le persone anziane dovrebbero evitare completamente l'uso di pesi più pesanti non è vera, anche se è fondamentale iniziare con quelli più piccoli.

Gli studi hanno dimostrato che l'allenamento di resistenza progressivo, che comporta un aumento progressivo del peso o della resistenza man mano che la forza aumenta, è cruciale per lo sviluppo della densità muscolare e ossea. Per le persone anziane, sollevare pesi maggiori sotto supervisione e in un ambiente sicuro può essere molto utile. Aiuta a prevenire la perdita di densità ossea (osteoporosi) e la perdita muscolare legata all'età (sarcopenia), aumentando allo stesso tempo la forza muscolare. L'obiettivo è utilizzare i pesi più pesanti con attenzione e sotto stretta supervisione, assicurandosi che gli allenamenti siano adatti alla salute e al livello di forma fisica della persona.

Mito 4: solo i giovani dovrebbero impegnarsi nell'allenamento della forza.

L'allenamento per la forza, secondo molti individui più anziani, è principalmente per i giovani e gli atletici. Le rappresentazioni sociali del fitness, che raramente mostrano individui anziani che eseguono allenamenti di forza, potrebbero essere la fonte di questo malinteso.

L'allenamento della forza aiuta le persone di tutte le età, ma soprattutto gli anziani. Migliora l'equilibrio, la coordinazione e la capacità funzionale complessiva nelle attività quotidiane oltre a mantenere la massa muscolare e la forza. Aumentando la mobilità e riducendo il rischio di cadute, l'allenamento della forza può aiutare gli anziani a rimanere attivi e indipendenti.

Mito 5: Il cardio è sufficiente per mantenere la forma fisica

Alcuni anziani credono che l'allenamento della forza sia superfluo e che esercizi aerobici come il nuoto o la camminata siano sufficienti per mantenersi in forma. L'esercizio cardiovascolare non aumenta la densità ossea o la forza muscolare, ma è benefico per la salute e la resistenza del cuore.

Un approccio globale alla salute richiede un allenamento per la forza. L'allenamento della forza migliora il tono muscolare, aumenta il metabolismo e incoraggia una buona meccanica del corpo, il che migliora l'esercizio cardiovascolare. I maggiori risultati in termini di salute possono essere ottenuti con un programma completo che includa sia esercizi di forza che aerobici, migliorando la durata e la qualità della vita.

Mito 6: l'allenamento della forza richiede l'abbonamento a una palestra

L'idea di andare in palestra può spaventare molti anziani perché credono che l'allenamento della forza richieda l'accesso a determinate attrezzature. Tuttavia, l'allenamento per la forza può essere facilmente adattato a numerosi ambienti, compreso il comfort della propria casa.

Manubri, fasce di resistenza e persino esercizi a corpo libero possono essere utilizzati per l'allenamento della forza senza la necessità di costose attrezzature da palestra. Gli anziani possono incorporare l'allenamento della forza nella loro routine quotidiana senza lo stress di una palestra eseguendo semplici esercizi come squat sulla sedia, flessioni sul muro e sollevamento delle gambe seduti a casa. Inoltre, le strutture comunitarie e le aree esterne offrono solitamente lezioni di gruppo che promuovono le abilità sociali e la responsabilità.

Mito 7: gli individui con patologie croniche non dovrebbero impegnarsi in allenamenti per la forza

Un malinteso comune tra gli anziani con problemi medici a lungo termine è che l'allenamento della forza sia inaccessibile. I problemi di salute possono peggiorare a causa del comportamento sedentario causato da questo malinteso. Diverse malattie croniche, come il diabete, le malattie cardiache e l'artrite, possono essere trattate con l'allenamento della forza.

L'allenamento della forza può migliorare la funzione articolare, la salute cardiovascolare e il controllo del peso se abbinato a un programma di esercizi mirato e a un'adeguata guida medica. Prima di iniziare qualsiasi nuovo programma di esercizi, gli anziani dovrebbero parlare con il proprio medico per assicurarsi che soddisfi le loro esigenze. Successivamente, un esperto di fitness esperto può creare un programma che includa in modo sicuro l'allenamento della forza tenendo conto di eventuali limitazioni.

Mito 8: per vedere risultati, devi allenarti ogni giorno

L'idea che gli anziani debbano fare allenamenti di forza ogni giorno per vedere miglioramenti è un altro errore comune. Questo malinteso può portare all'esaurimento e scoraggiare gli anziani dall'iniziare o dal mantenere un regime di esercizi.

La maggior parte degli esperti consiglia agli anziani di impegnarsi in allenamenti di forza due o tre volte a settimana. Questa frequenza offre la giusta quantità di tempo di recupero, necessaria sia per la crescita che per la rigenerazione muscolare. Anche se l'allenamento per la forza potrebbe non produrre benefici immediati, l'applicazione regolare nel tempo porta a miglioramenti significativi nella forza, nella mobilità e nella salute generale.

Per incoraggiare gli anziani a condurre una vita più sana e più attiva, è essenziale sfatare miti e idee sbagliate sull'allenamento della forza. L'allenamento della forza offre numerosi vantaggi, dal miglioramento della densità ossea e della forza muscolare al miglioramento dell'equilibrio e della qualità della vita.

Possiamo aiutare gli anziani a raggiungere il loro massimo potenziale di longevità, indipendenza e salute dissipando queste convinzioni e promuovendo esercizi di forza sicuri e supervisionati. Diventa chiaro che l'età è solo un numero poiché sottolineiamo il valore dell'allenamento della forza e che essere attivi è vantaggioso e raggiungibile a qualsiasi età.

CAPITOLO 2: PREPARARSI PER LA TUA AVVENTURA DI ALLENAMENTO DELLA FORZA

Utilizzo Di Strumenti O Consigli Di Autovalutazione Per Determinare Il Proprio Livello Di Forma Fisica

Un primo passo cruciale in qualsiasi programma di fitness è determinare il tuo attuale livello di forma fisica, in particolare per gli anziani che iniziano un programma di allenamento per la forza. Comprendere il tuo attuale livello di forza, flessibilità, resistenza e salute generale può aiutarti a creare un programma di esercizi sicuro ed efficace che soddisfi le tue esigenze e obiettivi specifici. Questa lezione tratterà utili tecniche di autovalutazione e tecniche di consultazione per aiutarti a determinare il tuo livello di forma fisica.

Prima di iniziare qualsiasi programma di fitness, soprattutto per gli anziani, è importante valutare il proprio livello di forma fisica attuale. Questo ti aiuterà a rimanere motivato, a prevenire gli infortuni e a rendere i tuoi esercizi più efficaci. Le valutazioni aiutano nei seguenti modi:

1. Per determinare i tuoi punti di forza e i tuoi difetti: comprendendo le tue aree di forza e di miglioramento, puoi progettare un programma di formazione più mirato e di successo.

2. Stabilire obiettivi ragionevoli: le valutazioni dell'idoneità forniscono uno standard in base al quale valutare i progressi. Potresti essere in grado di mantenere la motivazione e la concentrazione fissando obiettivi ragionevoli basati su dove stai iniziando.

3. Per monitorare i tuoi progressi: valutazioni frequenti ti aiuteranno a vedere i tuoi progressi e ti motiveranno a continuare a perseguire i tuoi obiettivi di fitness.

Autovalutazioni per determinare i livelli di forma fisica

Le autovalutazioni, che non richiedono attrezzature specializzate o la guida di esperti, possono essere un modo utile per esaminare la tua forma fisica. Considera i seguenti utili autocontrolli:

1. Valutazione dei punti di forza

❖ Prova a eseguire flessioni o squat. Determina il numero di attività che puoi completare in un minuto. La forza e la resistenza muscolare vengono valutate mediante questo semplice test.

❖ È possibile eseguire presse per il petto e file seduti utilizzando le fasce di resistenza. Trova il livello di resistenza che puoi tollerare con facilità e mantieni comunque la forma corretta.

2. Valutazione della flessibilità

❖ Siediti sul pavimento con le gambe dritte davanti a te per eseguire il test sit-and-reach. Vai avanti e tocca le dita dei piedi. Scopri quanto lontano puoi arrivare. Questo test valuta la flessibilità della parte bassa della schiena e dei muscoli posteriori della coscia.

❖ Per testare la flessibilità delle spalle, alzati e stendi un braccio dietro la schiena e l'altro sopra la spalla. Calcola quanto sono distanti le tue mani. Questo aiuta a valutare l'elasticità della spalla.

3. Valutazione dell'equilibrio

❖ Senza aiuto, stai il più a lungo possibile su una gamba sola. Annota l'ora nel tuo diario. Man mano che il tuo equilibrio migliora, prolunga progressivamente il tempo trascorso su ciascuna gamba a partire dai primi 10 secondi.

❖ Metti un piede davanti all'altro e tienilo lì per eseguire una posizione in tandem. Stai andando alla grande se riesci a

mantenere questa postura per dieci secondi senza
scivolare!

4. Valutazione della resistenza cardiovascolare

❖ Tieni traccia di quanto tempo impieghi per percorrere un
miglio a un ritmo confortevole. Hai costruito una
rispettabile base di resistenza cardiovascolare se riesci a
completarla in 20 minuti.

❖ Trova una piattaforma o un gradino robusto. Dopo tre
minuti di salita e discesa, controlla la frequenza cardiaca.
Un'elevata forma cardiovascolare è dimostrata da un
rapido recupero.

5. Valutazione dei punti di forza principali

❖ Il più a lungo possibile, mantieni gli avambracci e le dita
dei piedi in una posizione di plancia. Questo test valuta la
stabilità e la forza del core.

❖ Sollevare le gambe dal pavimento mentre si è seduti su
una sedia. Scopri quanto tempo puoi rimanere in questo
ruolo. Ciò mostra stabilità e forza centrale.

Consulenza per una Consulenza di Valutazione Professionale

Le autovalutazioni sono utili, ma consultare un esperto di fitness o un medico può migliorare la tua valutazione e fornirti una visione più completa del tuo attuale livello di forma fisica. Le seguenti regole possono contribuire a garantire il successo delle consultazioni:

1. Cerca fisiologi dell'esercizio fisico, fisioterapisti o istruttori di fitness certificati che abbiano lavorato con anziani. La loro competenza consente loro di fornire valutazioni e suggerimenti personalizzati.

2. Scopri la tua storia medica, le prescrizioni attuali e eventuali interventi chirurgici o lesioni precedenti prima di parlare con un professionista. L'esperto sarà in grado di modificare la propria valutazione per soddisfare le tue esigenze specifiche con queste informazioni.

3. Non aver paura di porre domande sulla procedura di valutazione, su cosa anticipare e su come verrà sviluppato il tuo piano di formazione utilizzando i dati. Ti sentirai più potente e manterrai il tuo entusiasmo nel tuo percorso di fitness se comprenderai la logica dietro ogni test.

4. Parla dei tuoi obiettivi di fitness, come aumentare la forza, la resistenza o la flessibilità. I professionisti possono sviluppare un programma in linea con i loro obiettivi quando c'è una chiara comunicazione tra loro.

5. Per accertare la tua capacità di portare a termine le faccende quotidiane, uno specialista potrebbe eseguire esami funzionali. Queste valutazioni ti aiutano a individuare particolari aree del programma di formazione su cui concentrarti.

6. Pianifica consultazioni frequenti con il tuo esperto di fitness per valutare il tuo sviluppo e modificare il tuo regime di allenamento secondo necessità. Valutazioni regolari possono mantenerti responsabile e motivato.

Includere le valutazioni nel tuo percorso fitness

È necessario incorporare i risultati dell'autovalutazione o della consulenza nel programma di allenamento per la forza dopo aver determinato il livello attuale di forma fisica. Ecco come eseguire questa operazione:

1. Utilizzando i dati acquisiti, crea un programma che tenga conto sia dei tuoi vantaggi che dei tuoi svantaggi. Pur mantenendo i tuoi punti di forza, concentrati sulle aree che necessitano di lavoro.

2. Utilizzando i risultati della tua valutazione, stabilisci obiettivi SMART: specifici, misurabili, realizzabili, pertinenti e con limiti di tempo. Ad esempio, cerca di eseguire altri cinque squat a corpo libero in quattro settimane.

3. Ogni pochi mesi, rivaluta il tuo livello di forma fisica per monitorare i tuoi progressi. Festeggia i tuoi successi e modifica i tuoi allenamenti e i tuoi obiettivi secondo necessità.

4. Preparati a modificare il tuo programma di allenamento man mano che avanzi. Presta attenzione al tuo corpo e chiedi consiglio a un professionista su come adattarti se ti senti stanco o a disagio.

5. Puoi mantenere la coerenza nei tuoi allenamenti eseguendo valutazioni regolari. Apportare miglioramenti può aumentare la tua autostima e motivarti a mantenere i tuoi obiettivi di fitness.

Per gli anziani che iniziano un programma di allenamento per la forza, determinare il proprio livello di forma fisica attraverso autotest e consultazioni è un primo passo cruciale. Puoi modificare i tuoi allenamenti per renderli sicuri, efficienti e in linea con i tuoi obiettivi di fitness essendo consapevole del tuo attuale livello di abilità. Sapere a che punto ti trovi ti aiuterà a prendere decisioni migliori riguardo ai tuoi obiettivi di fitness e salute, indipendentemente dal fatto che tu decida di valutare te stesso o di chiedere una consulenza professionale. Accetta questo processo e tieni presente che ti stai avvicinando ad essere una versione più sana e migliore di te stesso ad ogni passo che fai.

L'attrezzatura Necessaria Per Gli Esercizi Di Allenamento Della Forza Senior

L'allenamento della forza aiuta a invertire la perdita muscolare legata all'età, aumenta la densità ossea, migliora la mobilità e favorisce l'indipendenza, rendendolo una componente cruciale della salute e del fitness degli anziani, soprattutto per quelli sopra i 70 anni. Tuttavia, è essenziale comprendere i vari tipi di attrezzature disponibili, i loro benefici e come utilizzarli in modo sicuro ed efficace prima di iniziare un programma di allenamento per la forza. In questa panoramica delle attrezzature verranno trattati gli strumenti più diffusi per l'allenamento della forza adatti agli anziani, come manubri, fasce di resistenza, esercizi a corpo libero e tappetini di sicurezza.

1. Manubri

I manubri sono pesi piccoli e leggeri disponibili in varie dimensioni, da uno a cinquanta libbre. Grazie alla loro grande versatilità, possono essere utilizzati per una varietà di esercizi che si concentrano su diverse aree muscolari. Gli anziani dovrebbero iniziare con pesi più leggeri (da 1 a 5 libbre) e aumentarli gradualmente man mano che la loro forza e sicurezza di sé migliorano.

Gli esercizi con manubri includono squat con pesi, presse per le spalle, estensioni dei tricipiti e riccioli per bicipiti. Utilizzare la forma corretta per prevenire danni. Gli anziani dovrebbero esercitarsi con attenzione, concentrandosi sulla postura e sulla presa per evitare disturbi alla schiena o al polso.

2. Bande di resistenza

Le fasce di resistenza sono fasce elastiche che, una volta allungate, forniscono quantità variabili di resistenza. Sono perfetti per gli anziani che non hanno molto spazio per le attrezzature sportive perché sono leggeri e portatili. Lo spessore delle bande di resistenza varia, indicando la quantità di resistenza che offrono.

Esercizi come rematori seduti, presse per il petto ed estensioni delle gambe possono essere eseguiti utilizzando le fasce di resistenza. Per un maggiore supporto, possono essere avvolti attorno a una sedia o fissati a un oggetto robusto. Gli anziani dovrebbero assicurarsi che la fascia sia fissata saldamente prima di iniziare qualsiasi esercizio per evitare che si scatti indietro e causi lesioni. È inoltre fondamentale tenere d'occhio le condizioni dei cinturini e sostituirli se mostrano segni di usura o danni.

3. Esercizi utilizzando solo il peso corporeo

Gli esercizi con il peso corporeo forniscono resistenza utilizzando il peso dell'individuo. Questi esercizi sono molto utili per migliorare flessibilità, forza ed equilibrio. Gli esercizi comuni a corpo libero includono plank, flessioni, affondi e squat.

Per gli anziani, gli squat sulla sedia, le flessioni sul muro e il sollevamento delle gambe da seduti sono ottimi esercizi iniziali. Puoi modificare questi esercizi per adattarli a diversi livelli di forma fisica. Mantenere la forma corretta è essenziale per prevenire infortuni. Per sviluppare progressivamente la forza, gli anziani dovrebbero iniziare con variazioni più semplici, come le flessioni sul muro piuttosto che le flessioni normali.

4. Tappetini di sicurezza

I tappetini di sicurezza riducono la possibilità di danni durante le attività offrendo una superficie imbottita in grado di assorbire l'impatto. Per gli anziani, che possono essere più soggetti a cadute e incidenti, sono particolarmente importanti.

I tappetini di sicurezza possono essere installati negli spazi di allenamento designati, in particolare per gli allungamenti e gli esercizi a terra. Il tappetino deve essere posizionato su una superficie piana per evitare scivolamenti. Controllare regolarmente l'usura del tappeto e sostituirlo se necessario per garantire la sicurezza.

5. Sedie e attrezzature per la stabilità

Molti allenamenti beneficiano del supporto e della stabilità forniti da una sedia robusta. Esercizi come lo squat sulla sedia e il sollevamento delle gambe da seduti possono essere eseguiti su una sedia stando seduti o in equilibrio. Ulteriori strumenti di stabilità, come sfere di stabilità o cuscini di equilibrio, possono anche aiutare a migliorare la stabilità e la forza del core.

Gli esercizi per anziani includono sollevamenti delle gambe, curl delle braccia seduti ed esercizi sit-to-stand modificati assistiti dalla sedia. I cuscini per l'equilibrio possono essere utilizzati per l'allenamento di stabilità, mentre le palle di stabilità possono essere utilizzate per esercizi per il core seduti. Evita le sedie che potrebbero scivolare o ribaltarsi e assicurati che siano robuste e sicure. Assicurarsi che le sfere di stabilità siano in buone condizioni e sufficientemente gonfiate prima di utilizzarle.

6. Altre scelte di attrezzatura

Sebbene le suddette attrezzature offrano una solida base per l'allenamento della forza, gli anziani potrebbero anche voler prendere in considerazione le seguenti scelte, a seconda delle loro particolari esigenze e obiettivi:

- ❖ Gilet zavorrati: gli esercizi a corpo libero possono essere resi più impegnativi indossando un gilet zavorrato, che aggiunge resistenza. Gli anziani dovrebbero tuttavia iniziare con pesi più leggeri per evitare sforzi inutili.

- ❖ Rulli di schiuma: i rulli di schiuma possono aumentare la flessibilità e la guarigione dei muscoli. Dopo l'esercizio, potrebbero migliorare la mobilità e ridurre il disagio.

❖ Blocchi per yoga: fornendo supporto e stabilità, i blocchi per yoga possono aiutare con una varietà di allungamenti e pose quando si incorporano esercizi di flessibilità ed equilibrio.

In conclusione, gli anziani sopra i 70 anni devono avere la giusta attrezzatura per l'allenamento della forza. Imparando a conoscere i vantaggi e come utilizzare manubri, fasce di resistenza, esercizi a corpo libero, tappetini di sicurezza e altre attrezzature, gli anziani possono migliorare la loro forza, flessibilità e qualità generale della vita. L'esperienza dell'esercizio fisico è migliorata e gli anziani sono incoraggiati a considerare l'allenamento della forza come una componente cruciale del loro percorso verso il benessere creando uno spazio di allenamento ben organizzato e facilmente accessibile. Con un allenamento di forza coerente che privilegia la sicurezza e la crescita graduale, gli anziani possono ripristinare la loro forza, indipendenza e vitalità.

L'importanza Di Allestire Uno Spazio Per Esercizi Sicuro E Facilmente Accessibile A Casa

Per chiunque desideri mantenere o migliorare la propria forma fisica, in particolare gli anziani, avere a disposizione un luogo comodo e sicuro dove allenarsi a casa è essenziale. Oltre a rendere l'allenamento più piacevole, un ambiente adatto riduce anche il rischio di infortuni e promuove l'impegno in un regime di fitness. Qui esaminiamo le molteplici sfaccettature e i vantaggi di offrire agli anziani una struttura di formazione sicura e facilmente accessibile.

1. Fattori di sicurezza

La sicurezza è la giustificazione principale per progettare un ambiente di formazione unico. Il rischio di infortuni aumenta con l'età e l'ambiente in cui ci alleniamo influisce in modo significativo su tale rischio. Aree disordinate o disordinate possono provocare inciampi, cadute e altri incidenti. Queste sono alcune considerazioni cruciali sulla sicurezza.

- ❖ Percorsi liberi: assicurarsi che ostacoli come tappeti, mobili e ornamenti siano rimossi dallo spazio di allenamento. Durante l'attività fisica, un percorso libero e senza ostacoli favorisce movimenti sicuri e riduce il rischio di cadute.

❖ Superfici antiscivolo: se possibile, dotare lo spazio degli esercizi di pavimenti o tappetini antiscivolo. Ciò è particolarmente importante per le persone anziane che potrebbero avere difficoltà a mantenere l'equilibrio. Puoi mantenere l'equilibrio durante una varietà di allungamenti e allenamenti utilizzando superfici antiscivolo.

❖ Illuminazione sufficiente: qualsiasi spazio di formazione deve avere un'illuminazione adeguata. Per evitare incidenti causati da scarsa visibilità, assicurarsi che l'area sia ben illuminata. Per migliorare l'umore e la concentrazione durante i diversi tipi di esercizi, pensa all'utilizzo di un'illuminazione regolabile.

❖ L'attrezzatura facilmente accessibile non dovrebbe richiedere sforzi o sforzi scomodi. Per evitare piegamenti o allungamenti dannosi, tenere pesi, fasce di resistenza o altri oggetti a portata di mano.

2. Accessibilità

Progettare un'area per gli esercizi accessibile è essenziale, soprattutto per gli anziani. Quando un luogo è facilmente accessibile, è più probabile che le persone lo utilizzino. Ecco come rendere le cose più accessibili:

❖ Posizione: scegli un'area per gli esercizi situata in una posizione comoda, idealmente al piano principale della casa. Dovrebbero essere evitati scantinati e soffitte accessibili tramite scale poiché potrebbero spaventare e scoraggiare l'uso regolare.

❖ Layout flessibile: organizza lo spazio per supportare una serie di esercizi e movimenti. È adatto a diversi livelli di fitness grazie al suo layout personalizzabile, che consente attività sia in piedi che seduti.

❖ Mobili di supporto: installa panche o sedili comodi per rilassarti durante gli allenamenti seduti o tra un esercizio e l'altro. Le persone anziane possono sentirsi maggiormente coinvolte sapendo che, se necessario, potranno riposare in pace.

❖ Varietà di attrezzature: assicurarsi che lo spazio di allenamento disponga di una gamma di attrezzature adatte a vari livelli di abilità e livelli di fitness. Potrebbe trattarsi di un tappetino da yoga, palle di stabilità, fasce di resistenza o anche piccoli manubri. Gli anziani possono sperimentare i loro regimi di allenamento e trovare quello che meglio si adatta a loro quando hanno una varietà di possibilità.

3. Benefici psicologici

Uno spazio palestra attraente e ben mantenuto può avere un grande impatto psicologico. È più probabile che le persone siano

motivate ed entusiaste di allenarsi quando l'ambiente è attraente.
Ecco alcuni metodi per migliorare gli elementi psicologici:

❖ Personalizza lo spazio dedicato agli esercizi con piante,
frasi motivazionali o immagini. Questi elementi possono
favorire un'atmosfera accogliente che promuove una
visione positiva durante la formazione.

❖ Spazio dedicato: puoi isolare psicologicamente il tempo
di allenamento da altre attività disponendo di una sala di
allenamento separata. Questo può creare uno schema e
dire al cervello che è ora di mettere al primo posto il
fitness e la salute.

❖ Temperatura confortevole: assicurarsi che la stanza sia
mantenuta a una temperatura confortevole. Gli anziani
possono essere scoraggiati dall'esercizio fisico se fa
troppo caldo o troppo freddo. Per creare un'atmosfera
confortevole, pensa all'utilizzo di riscaldatori o
ventilatori.

❖ Intrattenimento e musica: alcune persone credono che
guardare video di sottofondo o ascoltare musica migliori
i loro allenamenti. Per migliorare l'attrattiva dello spazio,
pensa all'installazione di un sistema audio o di un tablet in
grado di riprodurre in streaming playlist musicali o DVD
di esercizi.

4. Promuovere la coerenza

Incoraggiare la coerenza nelle routine di allenamento richiede anche la progettazione di un'area di allenamento che sia accessibile e sicura. Un'atmosfera amichevole può incoraggiare allenamenti regolari e la costanza è la chiave per raggiungere gli obiettivi di fitness:

❖ Stabilimento di routine: le persone possono stabilire una routine di esercizi regolari se hanno un luogo specifico. Formando un'abitudine, questa regolarità rende più semplice includere l'esercizio fisico nel programma quotidiano.

❖ Barriere ridotte: è più semplice iniziare una sessione di allenamento quando tutto è preparato e pronto per l'uso. Gli anziani che hanno una stanza ben organizzata hanno maggiori probabilità di attenersi ai propri regimi di fitness e di superare gli ostacoli che impediscono loro di allenarsi.

❖ Monitoraggio dei progressi: è semplice monitorare i tuoi progressi quando la tua postazione di lavoro è ben organizzata. Vedere i progressi può aumentare la motivazione e incoraggiare uno sforzo costante, sia che venga registrato su un taccuino o su un grafico visualizzato nell'area di allenamento.

5. Interazione sociale

La connessione sociale può migliorare l'intera esperienza di allenamento per molti anziani. Potrebbero esserci più vantaggi nell'allestire uno spazio adatto alla formazione di gruppo:

* Pensa a invitare familiari o amici ad allenarsi con te. L'esercizio diventa più piacevole e meno solitario quando uno spazio condiviso in palestra incoraggia il contatto sociale.

* Workshop per gruppi: se lo spazio lo consente, pensa a organizzare workshop per piccoli gruppi o chiedere agli istruttori di condurre sessioni. Di conseguenza, i partecipanti possono sviluppare un senso di responsabilità e di comunità.

* Coinvolgimento virtuale: gli esercizi virtuali sono popolari nel mondo digitale di oggi. Assicurati che l'impostazione sia adeguata per videoconferenze o corsi online con i tuoi cari, consentendo l'interazione sociale anche quando le persone sono lontane.

Gli anziani che desiderano aumentare il proprio livello di forma fisica e di benessere generale devono allestire una palestra domestica sicura e conveniente. Sottolineando l'accessibilità e la sicurezza e creando un'atmosfera motivante, le persone possono sviluppare un rapporto positivo con l'esercizio. Oltre a ridurre il rischio di lesioni, questo particolare ambiente incoraggia la regolarità e l'interazione sociale, che porta a uno stile di vita più sano e attivo. La qualità della vita, la fiducia e la salute degli anziani possono essere migliorate dedicando tempo ed energie alla progettazione di uno spazio di formazione di prim'ordine.

CAPITOLO 3: LA SICUREZZA PRIMA DI TUTTO: CONSIGLI E METODI

Tecniche Di Riscaldamento Adatte Per Preparare Articolazioni E Muscoli

Qualsiasi programma di fitness deve includere un buon riscaldamento, ma è particolarmente importante per gli anziani che praticano allenamenti di forza. La nostra flessibilità e mobilità possono essere compromesse con l'avanzare dell'età a causa di cambiamenti nei muscoli e nelle articolazioni. Il riscaldamento quindi non è solo benefico ma anche essenziale per prevenire infortuni e migliorare le prestazioni.

L'importanza del riscaldamento

1. Migliora il flusso sanguigno: il riscaldamento fa aumentare gradualmente la frequenza cardiaca, migliorando il flusso sanguigno ai muscoli. L'ossigeno e i nutrienti necessari per la funzione muscolare vengono forniti da questo aumento del flusso sanguigno, preparando i muscoli per attività più impegnative.

2. Aumenta la flessibilità: il riscaldamento aiuta a rendere i muscoli e i tessuti connettivi più flessibili. Consentendo una

maggiore libertà di movimento durante l'esercizio, questa maggiore flessibilità riduce il rischio di distorsioni e stiramenti.

3. Preparazione mentale: puoi prepararti anche psicologicamente all'allenamento con un buon riscaldamento. Funziona come una pausa tra le attività quotidiane e l'esercizio fisico, consentendoti di concentrarti sui tuoi obiettivi di fitness e sugli allenamenti che intendi eseguire.

4. Riduce il rischio di infortuni: il potenziale delle attività di riscaldamento di ridurre il rischio di infortuni è uno dei vantaggi più significativi. Puoi ridurre il rischio di infortuni aumentando progressivamente l'intensità dell'allenamento per dare al tuo corpo il tempo di adattarsi alle esigenze fisiche dell'attività.

5. Migliora le prestazioni: i riscaldamenti eseguiti correttamente possono migliorare le prestazioni in generale. Potresti essere in grado di sollevare pesi più pesanti o eseguire esercizi con una forma migliore quando i tuoi muscoli sono adeguatamente sviluppati, il che potrebbe portare ad allenamenti più efficaci.

Elementi di un programma di riscaldamento di successo

Lo stretching attivo e il riscaldamento generale sono spesso le due parti principali di una routine di riscaldamento.

1. Riscaldamento generale: per aumentare la frequenza cardiaca e riscaldare il corpo, esegui movimenti ritmici e a bassa intensità. L'obiettivo è aumentare gradualmente la frequenza cardiaca aumentando il flusso sanguigno.

2. Stretching dinamico: questa tecnica prevede il movimento di alcune parti del corpo attraverso la loro intera gamma di movimento una volta che ti sei riscaldato. Facilita la migliore preparazione delle articolazioni e dei muscoli per gli esercizi che eseguirai.

Esempio di esercizio di riscaldamento per senior

Queste attività di riscaldamento approfondite sono ideali per gli anziani e possono essere completate in 10-15 minuti:

1. Marciare o camminare sul posto (5 minuti): inizia marciando sul posto o facendo una passeggiata per la stanza. Concentrati sull'oscillazione naturale delle braccia e sul sollevamento un po' delle gambe.

2. Cerchi con le braccia: tieni le braccia di lato stando in piedi o seduto per un minuto. Dopo aver disegnato piccoli cerchi per 30 secondi, passa alla direzione opposta per altri 30 secondi.

3. Oscillazioni delle gambe (2 minuti): fai oscillare una gamba avanti e indietro per 10-15 ripetizioni, quindi cambia gamba tenendoti su una superficie robusta per supporto.

4. Torsioni del corpo (1 minuto): lascia che le braccia seguano mentre ruoti delicatamente il corpo da un lato all'altro mantenendo i piedi alla larghezza delle spalle. Prenditi un minuto per esibirti.

5. Cerchi dei fianchi (1 minuto): posiziona le mani sui fianchi e muoviti in cerchio per 30 secondi in una direzione e poi nella direzione opposta per altri 30 secondi.

6. Sollevamento delle gambe: alzati, solleva una gamba fino al petto, mantienila lì per un momento, quindi abbassala. Questo esercizio dura un minuto. Le gambe dovrebbero essere scambiate per un minuto.

7. Piegamento all'indietro seduto (1 minuto): appoggia i piedi sul pavimento e siediti su una sedia. Rilassati lentamente appoggiando le mani sulle ginocchia e inarcando leggermente la colonna vertebrale. Ritorna in posizione verticale dopo aver mantenuto la posizione per alcuni secondi.

8. Allungamento laterale da seduti (1 minuto): per sentire l'allungamento lungo il fianco, solleva un braccio sopra la testa e piegati dall'altro lato. Dopo alcuni secondi di tenuta, gira i lati.

Consigli per un riscaldamento efficace

- ❖ Mentre ti riscaldi, presta attenzione a come si sente il tuo corpo. Qualsiasi movimento che causi dolore o disagio deve essere modificato o evitato completamente.
- ❖ Rimani idratato bevendo acqua sia prima che durante l'allenamento.
- ❖ Puoi modificare gli esercizi di riscaldamento per adattarli al tuo livello di comfort e ad eventuali restrizioni o condizioni fisiche specifiche.

Per gli anziani che praticano allenamenti per la forza, un adeguato regime di riscaldamento è fondamentale. Migliora le prestazioni, riduce la possibilità di danni e prepara il corpo sia fisicamente che mentalmente. Puoi creare le basi per un allenamento eccellente che migliori la tua forza, vitalità e salute man mano che invecchi incorporando stretching dinamico ed esercizi generali di riscaldamento nel tuo regime di fitness. Chiedi sempre consiglio a un esperto di fitness o al tuo medico prima di iniziare un nuovo programma di esercizi, in particolare se soffri di condizioni mediche di base.

Evitare Infortuni E Identificare I Segni Di Sforzo Eccessivo

La nostra salute generale dipende dal continuare ad essere fisicamente attivi con l'avanzare dell'età, soprattutto attraverso l'allenamento della forza. Tuttavia, identificare i segnali di sforzo eccessivo e adottare misure preventive per prevenire danni è altrettanto importante. Questa conoscenza non solo aumenta l'efficienza dell'esercizio fisico ma salvaguarda anche la nostra salute, permettendoci di continuare a condurre una vita attiva per molti anni a venire.

Lo sforzo eccessivo si verifica quando il corpo è oberato di lavoro, causando affaticamento, tensione muscolare o danni generali. Le persone anziane devono comprendere i propri limiti e imparare ad ascoltare il proprio corpo perché il suo corpo potrebbe non guarire così rapidamente come una volta. Le persone possono prevenire infortuni più gravi e battute d'arresto nel loro percorso di fitness riconoscendo i primi segnali di sforzo eccessivo.

Indicazioni tipiche di sforzo eccessivo

1. Aumento della stanchezza: sebbene un certo affaticamento sia normale dopo l'esercizio, un affaticamento eccessivo o prolungato può essere un segno di sforzo eccessivo. Potrebbe indicare che ti stai esercitando eccessivamente se avverti

stanchezza o lentezza insolite per alcuni giorni dopo una sessione di allenamento.

2. Indolenzimento e dolore muscolare: esercizi nuovi o più faticosi causano spesso un lieve indolenzimento muscolare. D'altra parte, un dolore persistente che dura più di qualche giorno potrebbe indicare danni o tensione ai muscoli. È fondamentale distinguere tra dolore acuto o invalidante e disagio normale.

3. Mancanza di respiro: sebbene la mancanza di respiro possa verificarsi durante un esercizio intenso, dovrebbe tornare rapidamente alla normalità dopo l'interruzione. Potresti sovraccaricarti se avverti dispnea per più di qualche minuto o se si verifica mentre dormi.

4. Stordimento o vertigini: sentirsi storditi durante o dopo l'attività fisica è un segnale di allarme. Questo può essere un segno di basso livello di zucchero nel sangue, disidratazione o sforzo. Smetti di allenarti subito se hai vertigini e, se persiste, chiedi assistenza medica.

5. Palpitazioni cardiache: sebbene una frequenza cardiaca elevata sia normale durante l'attività fisica, se avverti battiti cardiaci irregolari o senti il cuore battere forte dopo l'interruzione, questo potrebbe essere un segno di sforzo eccessivo. Puoi rimanere entro limiti di sicurezza durante l'attività fisica tenendo d'occhio la frequenza cardiaca.

6. Dolore articolare: sebbene un certo disagio sia normale, soprattutto quando si inizia un nuovo programma di esercizi, il dolore articolare persistente, la rigidità o il gonfiore potrebbero indicare un infortunio o un eccesso di esercizio. Dovresti mettere in pausa e rivalutare la tua tecnica e le scelte di esercizio se avverti dolori articolari durante movimenti particolari.

7. Cambiamenti di umore: troppo esercizio fisico può avere un impatto negativo sul tuo benessere mentale provocando disperazione, frustrazione o impazienza. Potrebbe essere il momento di rivalutare la tua routine di fitness se noti cambiamenti significativi di umore o ansia elevata durante gli allenamenti.

Usare pratiche sagge per prevenire gli infortuni

Il primo passo per prevenire gli infortuni è identificare i segni di sforzo eccessivo. Il rischio di infortuni durante l'allenamento della forza e altre attività fisiche può essere ridotto con l'uso di strategie intelligenti.

1. Inizia lentamente e gradualmente: è importante che gli anziani passino gradualmente a un regime di allenamento per la forza. Inizia con movimenti semplici che utilizzano solo il peso corporeo o una resistenza minima. Man mano che la tua forza

e la tua sicurezza crescono, aumenta gradualmente la durata, l'intensità e la complessità degli allenamenti.

2. Ascolta il tuo corpo: è fondamentale sviluppare la capacità di prestare attenzione al tuo corpo. Dovresti smettere se qualcosa non ti sembra giusto. Dai al tuo corpo il riposo di cui ha bisogno per riprendersi. Non aver paura di modificare o omettere esercizi che causano disagio.

3. Riscaldamento e defaticamento: seguire adeguati esercizi di riscaldamento e defaticamento può ridurre significativamente il rischio di infortuni. Per preparare i muscoli e le articolazioni all'esercizio, riscaldati per cinque-dieci minuti con allungamenti dinamici e lievi movimenti cardiovascolari. Fai stretching leggermente quando ti raffreddi dopo aver fatto esercizio per migliorare la flessibilità e il recupero.

4. Bevi molta acqua: la disidratazione può portare ad affaticamento, vertigini e un calo delle prestazioni fisiche. Rimani idratato bevendo acqua prima, durante e dopo gli allenamenti, in particolare se fa caldo o l'esercizio è impegnativo.

5. Seleziona gli allenamenti giusti: seleziona gli esercizi adatti al tuo livello di forma fisica e ad eventuali condizioni mediche di base. Rivolgiti a un esperto di fitness se non sei sicuro che un programma di allenamento sia sicuro e vantaggioso per te.

6. Mantenere la forma corretta: mantenere la forma corretta durante gli esercizi è fondamentale per prevenire gli infortuni. Evitare di sfruttare lo slancio per terminare gli allenamenti e mantenere un buon allineamento e una postura. Rivolgiti a un allenatore qualificato specializzato in fitness per anziani se non ti è chiara la tua forma.

7. Pianifica i giorni di riposo: è importante dare al tuo corpo il tempo adeguato per recuperare tra un allenamento e l'altro per prevenire problemi di uso eccessivo. Diversifica le tue routine e pianifica frequenti giorni di riposo per evitare di sovraccaricare gli stessi gruppi muscolari.

8. Partecipa all'allenamento incrociato: includere una serie di esercizi fisici ti aiuterà a evitare infortuni e sforzi eccessivi. Ad esempio, per ridurre il rischio di infortuni da uso eccessivo e creare un programma di fitness completo, combina l'allenamento della forza con attività a basso impatto come yoga, nuoto o camminata.

9. Presta attenzione alla nutrizione: mangiare bene favorisce la salute generale e la guarigione. Segui una dieta ben bilanciata ricca di carboidrati, grassi sani e proteine per supportare il recupero muscolare e alimentare i tuoi allenamenti.

10. Parla con i professionisti medici: parla con il tuo medico o fisioterapista prima di iniziare qualsiasi nuovo programma di esercizi, in particolare se hai qualche condizione medica di

base. A seconda delle esigenze e dei limiti della salute di ogni persona, possono fornire consulenza su misura.

Gli anziani che praticano allenamenti per la forza devono essere consapevoli dei segnali di allarme di uno sforzo eccessivo e sapere come prevenire gli infortuni. Potresti trarre beneficio dall'allenamento della forza riducendo i rischi se presti attenzione al tuo corpo e usi tecniche sicure. Tieni presente che mantenere la tua salute fisica ti consente di condurre una vita attiva e appagante e che il fitness è un impegno che dura tutta la vita. La sicurezza dovrebbe sempre avere la priorità e, se hai dubbi riguardo al tuo regime di esercizi, non aver paura di chiedere assistenza.

CAPITOLO 4: 60 ESERCIZI DI ALLENAMENTO DELLA FORZA PER GLI SENIOR

Dare priorità alla sicurezza e alla preparazione è fondamentale prima di iniziare il regime di allenamento per la forza. Per una guida personalizzata, le persone di età superiore ai 70 anni o con problemi medici preesistenti dovrebbero parlare con un operatore sanitario. Per prevenire infortuni e preparare i muscoli e le articolazioni all'attività, è essenziale un riscaldamento completo. Durante i tuoi allenamenti, presta attenzione alla tua tecnica e presta attenzione al tuo corpo. Se avverti un dolore che va oltre la tipica stanchezza, fermati e modifica la tua routine secondo necessità. Man mano che acquisisci comfort, aumenta progressivamente l'intensità dei tuoi allenamenti iniziando con pesi o fasce di resistenza inferiori.

Bevi molta acqua prima, durante e dopo gli allenamenti perché anche rimanere idratati è fondamentale. Ogni sessione dovrebbe concludersi con un defaticamento che includa allungamenti delicati per favorire la flessibilità e la riparazione muscolare. L'American Council on Activity (ACE) e il National Institute on Aging forniscono utili spunti su come preservare la salute attraverso routine di esercizio sicure; per ulteriori consigli su pratiche sicure e linee guida sugli esercizi specifiche per gli anziani, consulta le loro risorse.

1. Torsione della colonna vertebrale

Istruzioni:

1. Siediti su una sedia con i piedi appoggiati sul pavimento e le ginocchia piegate.
2. Metti la mano destra sullo schienale della sedia.
3. Ruota il busto verso destra, allungando il braccio sinistro attraverso il corpo per tenere l'esterno del ginocchio destro.
4. Mantieni la torsione per 15-30 secondi mentre respiri profondamente, quindi ritorna lentamente al centro.
5. Ripeti sul lato sinistro.

Vantaggi:

1. Migliora la flessibilità e la mobilità della colonna vertebrale.
2. Stimola gli organi addominali per aiutare la digestione.
3. Allevia la tensione della schiena e delle spalle.

2. Allungamento del torace

Istruzioni:

1. Siediti in posizione eretta con i piedi appoggiati a terra e le spalle rilassate.

2. Intreccia le dita dietro la schiena e raddrizza le braccia.
3. Solleva delicatamente le braccia e stringi insieme le scapole.
4. Mantieni la posizione per 15-20 secondi mentre respiri profondamente.
5. Rilascia lentamente e torna alla posizione di partenza.

Vantaggi:

1. Aumenta la flessibilità del torace e delle spalle.
2. Migliora la postura contrastando l'arrotondamento delle spalle.
3. Apre il torace per migliorare la capacità respiratoria.

3. Allungamento della parte posteriore della coscia

Istruzioni:

1. Siediti sul bordo di una sedia con la gamba sinistra distesa davanti a te.
2. Tieni la schiena dritta e piegati lentamente in avanti sopra la gamba estesa.
3. Raggiungi le dita dei piedi e mantieni la posizione per 20-30 secondi.
4. Ritorna in posizione verticale e cambia gamba.

Vantaggi:

1. Aumenta la flessibilità dei muscoli posteriori della coscia.

2. Aiuta a prevenire la tensione nella parte bassa della schiena.
3. Migliora la mobilità per i movimenti quotidiani come camminare.

4. Ginocchio al petto

Istruzioni:

1. Sedersi su una sedia robusta con i piedi appoggiati sul pavimento.
2. Porta un ginocchio verso il petto, tenendolo con entrambe le mani.
3. Mantieni la posizione per 15-30 secondi mantenendo la schiena dritta.
4. Abbassare la gamba e ripetere con il ginocchio opposto.

Vantaggi:

1. Allevia la tensione della parte bassa della schiena.
2. Migliora la flessibilità dell'anca e la gamma di movimento.
3. Allunga delicatamente i glutei e i muscoli posteriori della coscia.

5. Rotazioni della caviglia

Istruzioni:

1. Sedersi comodamente e sollevare leggermente un piede dal pavimento.
2. Ruota la caviglia con un movimento circolare in senso orario per 10-15 secondi.
3. Invertire la direzione per altri 10-15 secondi.
4. Ripeti con l'altra caviglia.

Vantaggi:

1. Migliora la flessibilità e la libertà di movimento della caviglia.
2. Migliora la circolazione sanguigna nella parte inferiore delle gambe.
3. Aiuta a prevenire rigidità e lesioni alla caviglia.

6. Curl per le braccia seduti

Istruzioni:

1. Siediti con i piedi appoggiati sul pavimento e tieni un manubrio leggero in ciascuna mano, con i palmi rivolti in avanti.
2. Piega lentamente i gomiti, portando i pesi verso le spalle.

3. Mantieni la posizione brevemente, quindi abbassa nuovamente i pesi in modo controllato.
4. Esegui 8-12 ripetizioni per ciascun braccio.

Vantaggi:

1. Rafforza i bicipiti e migliora la forza delle braccia.
2. Aumenta il tono muscolare della parte superiore del corpo.
3. Migliora la forza di presa e la coordinazione.

7. Curl per bicipiti con fascia di resistenza

Istruzioni:

1. Siediti su una sedia con una fascia di resistenza sotto i piedi.
2. Tieni la fascia con i palmi rivolti verso l'alto e i gomiti vicino al corpo.
3. Piega lentamente la fascia verso le spalle.
4. Abbassalo di nuovo con un movimento controllato e ripeti per 8-10 ripetizioni.

Vantaggi:

1. Sviluppa la forza dei bicipiti senza pesi pesanti.
2. Migliora la resistenza muscolare delle braccia.
3. Migliora la stabilità articolare di gomiti e polsi.

8. Fila seduti con fascia di resistenza

Istruzioni:

1. Sedersi su una sedia robusta con i piedi piatti e posizionare una fascia di resistenza sotto i piedi.
2. Tieni la fascia con entrambe le mani, le braccia tese davanti a te.
3. Tirare la fascia verso la vita, tenendo i gomiti vicini ai fianchi.
4. Ritorna lentamente alla posizione di partenza e ripeti per 10-12 ripetizioni.

Vantaggi:

1. Rafforza la parte superiore della schiena e le spalle.
2. Migliora la postura agendo sui muscoli della schiena.
3. Aumenta la stabilità dei muscoli delle spalle e della parte superiore del braccio.

9. Pressa per il petto fasciata con fascia di resistenza

Istruzioni:

1. Avvolgi una fascia di resistenza attorno allo schienale di una sedia o alla schiena.
2. Tieni le estremità della fascia con entrambe le mani, i gomiti piegati lungo i fianchi.

3. Spingi in avanti finché le braccia non sono completamente distese, quindi torna alla posizione iniziale.
4. Esegui 8-12 ripetizioni.

Vantaggi:

1. Rafforza petto, spalle e tricipiti.
2. Migliora la stabilità della parte superiore del corpo.
3. Migliora il movimento funzionale per le attività quotidiane di spinta.

10. Rematore piegato con fascia di resistenza

Istruzioni:

1. Posiziona la parte centrale di una fascia di resistenza sotto i piedi e stai con i piedi alla larghezza delle spalle.
2. Piegati leggermente sui fianchi e tieni la fascia con entrambe le mani.
3. Tirare la fascia verso la vita, mantenendo i gomiti vicini al corpo.
4. Abbassalo lentamente e ripeti per 10-12 ripetizioni.

Vantaggi:

1. Rafforza i muscoli della schiena e migliora la postura.
2. Coinvolge il nucleo per una migliore stabilità.

3. Aumenta la forza funzionale per i movimenti di trazione.

11. Flessioni sulla sedia

Istruzioni:

1. Metti le mani sul bordo di una sedia robusta, alla larghezza delle spalle.
2. Porta i piedi indietro per creare un'inclinazione, mantenendo il corpo dritto.
3. Abbassa il petto verso la sedia, quindi spingiti indietro.
4. Ripeti per 8-10 ripetizioni.

Vantaggi:

1. Sviluppa la forza del torace, delle spalle e dei tricipiti.
2. Migliora la resistenza della parte superiore del corpo.
3. Aumenta la stabilità e l'equilibrio del core.

12. Rubinetti per le dita dei piedi

Istruzioni:

1. Sedersi sul bordo di una sedia con i piedi appoggiati sul pavimento.
2. Alternare il sollevamento di ciascun piede e il leggero tocco sul pavimento.
3. Ripeti per 15-20 colpetti su ciascun piede.

Vantaggi:

1. Rafforza la parte inferiore delle gambe e migliora la circolazione.
2. Migliora la mobilità e la stabilità della caviglia.
3. Aumenta la coordinazione e il controllo del piede.

13. Sollevamenti della gamba estesa

Istruzioni:

1. Siediti su una sedia con i piedi appoggiati sul pavimento.
2. Estendi una gamba, mantieni la posizione per alcuni secondi, quindi abbassala.
3. Ripeti sulla gamba opposta, alternando per 10 ripetizioni per gamba.

Vantaggi:

1. Rafforza i quadricipiti e i flessori dell'anca.
2. Aumenta la mobilità e il controllo della parte inferiore del corpo.
3. Migliora la stabilità e la postura quando si è seduti.

14. Marcia sul fianco seduto

Istruzioni:

1. Sedersi in posizione eretta con i piedi piatti e la schiena dritta.
2. Solleva un ginocchio verso il petto, quindi abbassalo.
3. Gambe alternate, marciando per 15-20 ripetizioni.

Vantaggi:

1. Migliora la mobilità delle anche e la forza delle gambe.
2. Migliora la coordinazione e l'equilibrio.
3. Supporta le attività quotidiane come camminare e stare in piedi.

15. Sollevamenti del polpaccio

Istruzioni:

1. Mettiti dietro una sedia, tenendola per sostenerti.
2. Solleva i talloni da terra, sollevandoti sulle punte dei piedi.
3. Abbassa lentamente i talloni e ripeti per 12-15 ripetizioni.

Vantaggi:

1. Rafforza i muscoli del polpaccio per la stabilità.
2. Migliora l'equilibrio e la resistenza della parte inferiore delle gambe.

3. Migliora la circolazione nella parte inferiore del corpo.

16. Cerchi alla caviglia

Istruzioni:

1. Siediti su una sedia e solleva un piede dal pavimento.
2. Ruota la caviglia in senso orario per 10 secondi, poi in senso antiorario.
3. Cambia piede e ripeti per 10 secondi in ciascuna direzione.

Vantaggi:

1. Migliora la flessibilità e la libertà di movimento della caviglia.
2. Migliora la mobilità articolare.
3. Riduce la rigidità e migliora la circolazione nelle caviglie.

17. Trazione del torace con fascia di resistenza

Istruzioni:

1. Tieni una fascia di resistenza con entrambe le mani con le braccia tese davanti a te.
2. Tirare la fascia verso l'esterno, mantenendo le braccia tese, finché non si avverte una compressione nella parte superiore della schiena e nel petto.

3. Riporta lentamente le braccia alla posizione iniziale e ripeti per 10-12 ripetizioni.

Vantaggi:

1. Rafforza il petto, le spalle e la parte superiore della schiena.
2. Migliora la resistenza della parte superiore del corpo e il tono muscolare.
3. Migliora la postura e la stabilità.

18. Alzate laterali con fascia di resistenza

Istruzioni:

1. Stare con i piedi alla larghezza delle spalle e fare un passo al centro della fascia di resistenza.
2. Tieni le estremità della fascia in ciascuna mano lungo i fianchi.
3. Sollevare le braccia lungo i fianchi fino a raggiungere l'altezza delle spalle, mantenendo i gomiti leggermente piegati.
4. Abbassa la schiena lentamente e ripeti per 10-12 ripetizioni.

Vantaggi:

1. Sviluppa la forza e la stabilità delle spalle.
2. Migliora la mobilità del braccio e la gamma di movimento.
3. Tonifica e modella i muscoli delle spalle.

19. Tirare i tricipiti con la fascia di resistenza

Istruzioni:

1. Stai con un'estremità di una fascia di resistenza sotto il piede.
2. Tieni l'altra estremità con la mano opposta dietro la testa.
3. Estendi il braccio verso l'alto, raddrizzando completamente il gomito.
4. Abbassare lentamente il braccio e ripetere per 10 ripetizioni per lato.

Vantaggi:

1. Rafforza i tricipiti e la parte superiore delle braccia.
2. Migliora l'estensione e la mobilità del braccio.
3. Supporta i movimenti funzionali quotidiani che coinvolgono il raggiungimento e il sollevamento.

20. Flessioni al muro

Istruzioni:

1. Mettiti di fronte a un muro e posiziona le mani alla larghezza delle spalle all'altezza del petto.
2. Fai un passo indietro leggermente e inclinati verso il muro.
3. Abbassa il petto verso il muro piegando i gomiti, quindi spingi indietro.

4. Esegui 10-12 ripetizioni.

Vantaggi:

1. Rafforza petto, spalle e tricipiti.
2. Fornisce un allenamento sicuro e a basso impatto per la parte superiore del corpo.
3. Aiuta a migliorare la postura e la stabilità.

21. Curl bicipiti con fascia di resistenza

Istruzioni:

1. Stai con i piedi sulla fascia di resistenza, tenendo le estremità con i palmi rivolti verso l'alto.
2. Tieni i gomiti vicini al corpo mentre pieghi le mani verso le spalle.
3. Abbassare lentamente e ripetere per 10-12 ripetizioni.

Vantaggi:

1. Sviluppa la forza e la resistenza dei bicipiti.
2. Aumenta il tono muscolare nella parte superiore delle braccia.
3. Migliora la forza di presa.

22. Squat parziali

Istruzioni:

1. Stare con i piedi alla larghezza dei fianchi, le mani su una superficie robusta o davanti a te per mantenere l'equilibrio.
2. Abbassati a metà come se fossi seduto, mantenendo le ginocchia allineate sopra le dita dei piedi.
3. Rialzati e ripeti per 10-15 ripetizioni.

Vantaggi:

1. Rafforza quadricipiti e glutei.
2. Aumenta la resistenza delle gambe.
3. Supporta la stabilità e la mobilità del ginocchio.

23. Affondi sulla sedia

Istruzioni:

1. Mettiti dietro una sedia, tenendola per sostenerti.
2. Fai un passo indietro, abbassandoti in una posizione di affondo.
3. Spingiti indietro, torna in piedi e cambia lato.
4. Ripeti per 8-10 ripetizioni su ciascuna gamba.

Vantaggi:

1. Sviluppa la forza e l'equilibrio delle gambe.
2. Aumenta la flessibilità delle anche e delle ginocchia.
3. Migliora la coordinazione e la mobilità.

24. Squat seduti e in piedi

Istruzioni:

1. Sedersi sul bordo di una sedia con i piedi alla larghezza dei fianchi.
2. Spingi i talloni per alzarti, quindi siediti lentamente.
3. Esegui 10-12 ripetizioni.

Vantaggi:

1. Rafforza le gambe, in particolare quadricipiti e glutei.
2. Migliora la forza funzionale per le attività quotidiane.
3. Migliora l'equilibrio e la stabilità.

25. Estensioni delle gambe

Istruzioni:

1. Sedersi in posizione eretta su una sedia con i piedi appoggiati sul pavimento.
2. Estendi una gamba e mantieni la posizione per un momento.

3. Abbassalo di nuovo, quindi cambia gamba.
4. Alternare per 10-12 ripetizioni su ciascuna gamba.

Vantaggi:

1. Rafforza i quadricipiti e supporta la funzione del ginocchio.
2. Migliora la stabilità articolare.
3. Migliora la mobilità delle gambe per camminare e stare in piedi.

26. Curl dei tendini del ginocchio in piedi

Istruzioni:

1. Stai in piedi con i piedi alla larghezza dei fianchi, reggendoti a una sedia robusta o a un muro per supporto.
2. Piega lentamente un ginocchio, portando il tallone verso i glutei. Tieni la coscia dritta ed evita di sporgerti in avanti.
3. Abbassa la gamba nella posizione iniziale e ripeti con l'altra gamba.
4. Esegui 12-15 ripetizioni su ciascuna gamba, concentrandoti sul coinvolgimento dei muscoli posteriori della coscia durante tutto il movimento.

Vantaggi:

1. Mira ai muscoli posteriori della coscia, che svolgono un ruolo cruciale nella mobilità, nella postura e nel camminare.

2. Stare su una gamba mentre si esegue l'esercizio aiuta a migliorare l'equilibrio e la stabilità generale.

3. Allunga delicatamente i muscoli nella parte posteriore delle gambe, migliorando la flessibilità nel tempo.

27. Estensione della gamba da seduti con fascia di resistenza

Istruzioni:

1. Siediti su una sedia con la schiena dritta e i piedi appoggiati sul pavimento. Fissa una fascia di resistenza attorno alla caviglia e fissala a un oggetto robusto.

2. Estendi lentamente una gamba davanti a te, mantenendola dritta, finché la gamba non sarà parallela al pavimento.

3. Mantieni la posizione per un secondo, quindi abbassa lentamente la gamba nella posizione iniziale.

4. Ripeti per 12-15 ripetizioni su ciascuna gamba, mantenendo il movimento controllato.

Vantaggi:

1. Mira ai quadricipiti, migliorando la forza e la resistenza delle gambe.

2. Aiuta con l'estensione del ginocchio, essenziale per i movimenti funzionali e la salute generale del ginocchio.

3. Migliora la stabilità della parte inferiore del corpo rafforzando i muscoli attorno all'articolazione del ginocchio.

28. Burpees modificati

Istruzioni:

1. Stai con i piedi alla larghezza delle spalle. Piega le ginocchia e metti le mani sul pavimento davanti a te.
2. Porta indietro una gamba, seguita dall'altra, in posizione di plancia.
3. Fai un passo avanti con una gamba, poi con l'altra, per tornare in posizione eretta.
4. Ripeti per 8-12 ripetizioni, concentrandoti sulla forma piuttosto che sulla velocità.

Vantaggi:

1. Mira alle gambe, al core, alle braccia e al petto, fornendo un allenamento per tutto il corpo in una sola mossa.
2. Aumenta la frequenza cardiaca, migliorando la salute cardiovascolare e la resistenza.
3. La combinazione di movimenti diversi mette alla prova la coordinazione e l'equilibrio.

29. Plancia della sedia modificata

Istruzioni:

1. Sedersi sul bordo di una sedia robusta con le mani appoggiate sul bordo. Porta i piedi indietro in modo che il corpo formi una linea retta dalla testa ai talloni.
2. Coinvolgi il core e mantieni la posizione per 15-30 secondi, assicurandoti che il corpo rimanga dritto.
3. Tieni le spalle direttamente sopra i polsi ed evita di abbassare i fianchi.
4. Aumenta gradualmente la durata man mano che la tua forza migliora.

Vantaggi:

1. Coinvolge i muscoli centrali, promuovendo forza e stabilità.
2. Supporta una postura sana rafforzando i muscoli che mantengono allineata la colonna vertebrale.
3. Rafforza le spalle, le braccia e le gambe, migliorando l'equilibrio e la stabilità generali.

30. Squat di base

Istruzioni:

1. Stai con i piedi alla larghezza delle spalle e le dita dei piedi leggermente rivolte verso l'esterno.
2. Abbassa i fianchi indietro e in basso come se fossi seduto su una sedia, mantenendo il petto sollevato e le ginocchia dietro le dita dei piedi.
3. Abbassati finché le cosce non sono parallele al suolo, quindi spingi i talloni per tornare in posizione eretta.
4. Ripeti per 12-15 ripetizioni, concentrandoti sul mantenimento della forma corretta durante tutto il movimento.

Vantaggi:

1. Mira ai quadricipiti, ai muscoli posteriori della coscia e ai glutei, rafforzando le gambe e i fianchi.
2. Migliora la flessibilità e la gamma di movimento della parte inferiore del corpo, in particolare delle anche e delle ginocchia.
3. Aiuta a mantenere sane le articolazioni del ginocchio e dell'anca promuovendo il corretto allineamento e la funzione.

31. Stretching per lo squat in piedi

Istruzioni:

1. Stare con i piedi più larghi della larghezza delle spalle, con le dita rivolte leggermente verso l'esterno.
2. Abbassa i fianchi indietro e in basso in una posizione tozza, mantenendo il petto sollevato e le ginocchia allineate con le dita dei piedi.
3. Mantieni lo squat per 20-30 secondi, sentendo l'allungamento nella parte interna delle cosce e dei fianchi.
4. Alzarsi lentamente per alzarsi e ripetere per 2-3 serie.

Vantaggi:

1. Si rivolge all'interno delle cosce e dei fianchi, migliorando la flessibilità in queste aree.
2. Questo ti aiuta ad approfondire lo squat mantenendo la forma corretta.
3. Incoraggia l'attivazione dei muscoli della parte inferiore del corpo, migliorando la forza e la resistenza complessive.

32. Allungamenti dei fianchi con Hula Hoop

Istruzioni:

1. Stai con i piedi alla larghezza delle spalle, tenendo un hula hoop (o un cerchio immaginario) all'altezza della vita.
2. Inizia oscillando delicatamente i fianchi con un movimento circolare, cercando di imitare il movimento dell'hula hoop.
3. Esegui da 30 secondi a 1 minuto in ciascuna direzione, mantenendo un movimento fluido e controllato.
4. Ripeti per 2-3 serie.

Vantaggi:

1. Aiuta ad allungare e allentare i fianchi, che possono essere tesi dalla posizione seduta o dall'inattività.
2. Coinvolge i muscoli centrali mentre ruoti i fianchi, migliorando la forza complessiva del core.
3. Il movimento circolare mette alla prova la coordinazione e l'equilibrio, migliorando la mobilità complessiva.

33. Allungamento delle spalle

Istruzioni:

1. Stai in piedi o seduto con la schiena dritta e le spalle rilassate.
2. Allunga un braccio sul petto, tenendolo con la mano opposta appena sopra il gomito.

3. Avvicina delicatamente il braccio al petto, avvertendo un allungamento lungo la spalla.
4. Mantieni la posizione per 20-30 secondi, poi cambia braccio e ripeti.

Vantaggi:

1. Allunga i deltoidi, contribuendo a migliorare la mobilità delle spalle.
2. Rilascia rigidità e tensione nelle spalle, che è comune quando si è seduti o quando si ha una cattiva postura.
3. Migliora la gamma di movimento dell'articolazione della spalla, riducendo il rischio di lesioni durante le attività quotidiane.

34. Mento cadente

Istruzioni:

1. Siediti o stai in piedi con la schiena dritta e le spalle rilassate.
2. Abbassa lentamente il mento verso il petto, permettendo al collo di allungarsi.
3. Mantieni la posizione per 15-30 secondi, respirando profondamente e rilassando i muscoli del collo.
4. Ritorna lentamente alla posizione neutra e ripeti 2-3 volte.

Vantaggi:

1. Allevia la tensione nel collo e nella parte superiore della schiena, che può essere causata da una cattiva postura o dallo stress.
2. Allungando i muscoli del collo, può aiutare a migliorare la postura generale.
3. Aumenta la flessibilità del collo, riducendo il disagio derivante dalla seduta prolungata o dall'uso del computer.

35. Apertura del braccio

Istruzioni:

1. Stai in piedi con i piedi alla larghezza delle spalle e le braccia distese davanti a te all'altezza delle spalle.
2. Allarga le braccia, unendo le scapole.
3. Contrai i muscoli della schiena e mantieni la posizione per 15-30 secondi.
4. Riporta le braccia nella posizione iniziale e ripeti per 5-10 ripetizioni.

Vantaggi:

1. Allunga il petto e la parte anteriore delle spalle, aiutando a contrastare gli effetti del rilassamento.
2. Migliora la flessibilità delle spalle e della parte superiore della schiena.

3. Promuove una migliore postura rafforzando i muscoli della parte superiore della schiena.

36. Doppia rotazione del busto del ginocchio

Istruzioni:

1. Sdraiati sulla schiena con le ginocchia piegate e i piedi appoggiati sul pavimento.
2. Tieni le braccia lungo i lati, i palmi rivolti verso il basso.
3. Abbassa lentamente entrambe le ginocchia da un lato, mantenendo le spalle sul pavimento.
4. Mantieni la posizione per alcuni secondi, quindi torna al centro e ruota dall'altra parte. Ripeti per 8-12 ripetizioni per lato.

Vantaggi:

1. Migliora la flessibilità rotazionale della colonna vertebrale, migliorando la mobilità generale.
2. Distende delicatamente la parte bassa della schiena e allevia la tensione.
3. Coinvolge i muscoli centrali, migliorando l'equilibrio e la stabilità.

37. Pressa sopra la spalla per le spalle

Istruzioni:

1. Stare con i piedi alla larghezza delle spalle, tenendo i manubri o una fascia di resistenza all'altezza delle spalle.
2. Spingi i pesi sopra la testa, estendendo completamente le braccia.
3. Abbassare i pesi all'altezza delle spalle con controllo.
4. Ripeti per 10-12 ripetizioni, concentrandoti sul mantenimento di un core forte e di una postura stabile.

Vantaggi:

1. Mira ai deltoidi e ad altri muscoli della parte superiore del corpo, migliorando la forza delle spalle.
2. Coinvolge i muscoli della schiena e del core per supportare una migliore postura.
3. Migliora la stabilità e la resistenza muscolare delle spalle e delle braccia.

38. Alzate di spalle

Istruzioni:

1. Stai in piedi o seduto con la schiena dritta e le braccia lungo i fianchi.
2. Alza entrambe le spalle verso le orecchie, stringendole in alto.

3. Abbassa le spalle, allentando la tensione.

4. Ripeti per 12-15 ripetizioni, concentrandoti sulla gamma di movimento e sul controllo.

Vantaggi:

1. Aiuta a rilasciare la tensione dai muscoli del collo e della parte superiore della schiena.

2. Mira ai muscoli trapezio, migliorando la forza della parte superiore della schiena.

3. Aiuta a rilassare i muscoli tesi delle spalle, favorendo una migliore postura e allineamento.

39. Curl con manubri

Istruzioni:

1. Stare con un manubrio in ciascuna mano, le braccia completamente distese e i palmi rivolti in avanti.

2. Piega i manubri verso le spalle, mantenendo i gomiti vicini al busto.

3. Abbassare lentamente i pesi nella posizione iniziale.

4. Ripeti per 10-12 ripetizioni, concentrandoti sul controllo del movimento.

Vantaggi:

1. Mira ai bicipiti, migliorando la forza e il tono delle braccia.

2. Costruisce la resistenza muscolare delle braccia, supportando il movimento funzionale.
3. Aiuta a migliorare la forza della presa, utile per varie attività quotidiane.

40. Rematura con un braccio

Istruzioni:

1. Stai con un piede in avanti, appoggiando una mano su una panca o una sedia per supporto.
2. Tieni un manubrio con l'altra mano, mantenendo il braccio teso verso il pavimento.
3. Tira il manubrio verso il fianco, contraendo i muscoli della schiena mentre sollevi.
4. Abbassa il peso con controllo e ripeti per 10-12 ripetizioni per lato.

Vantaggi:

1. Rafforza il latissimus dorsi, i romboidi e le trappole, migliorando la postura.
2. Fa lavorare i bicipiti e gli avambracci oltre alla schiena.
3. Migliora la stabilità del core richiedendo equilibrio durante l'esercizio.

41. Alzate laterali da seduti

Istruzioni:

1. Sedersi con i piedi appoggiati a terra e un manubrio in ciascuna mano.
2. Sollevare entrambe le braccia lateralmente finché non sono parallele al suolo, mantenendo una leggera piegatura dei gomiti.
3. Abbassa lentamente le braccia fino alla posizione di partenza.
4. Ripeti per 10-12 ripetizioni, assicurando un movimento controllato durante l'esercizio.

Vantaggi:

1. Mira ai muscoli deltoidi, migliorando la forza e la mobilità delle spalle.
2. Aiuta ad aprire il torace e le spalle, contrastando il rilassamento.
3. Costruisce resistenza e forza nella parte superiore del corpo, supportando i movimenti funzionali.

42. Esercizio del ponte per i glutei

Istruzioni:

1. Sdraiati sulla schiena con le ginocchia piegate e i piedi appoggiati sul pavimento, alla larghezza dei fianchi.

2. Premi i talloni per sollevare i fianchi verso il soffitto, formando una linea retta dalle ginocchia alle spalle.
3. Mantieni la posizione del ponte per 3-5 secondi prima di abbassare i fianchi a terra.
4. Ripeti per 10-15 ripetizioni, concentrandoti sul coinvolgimento dei glutei e del core.

Vantaggi:

1. Mira ai glutei e ai muscoli della parte bassa della schiena, migliorando la forza della parte inferiore del corpo.
2. Coinvolge il core per mantenere la stabilità durante il movimento.
3. Rafforza la catena posteriore, aiutando a migliorare la postura e a ridurre il dolore lombare.

43. Cane da uccello

Istruzioni:

1. Inizia in una posizione da tavolo con i polsi sotto le spalle e le ginocchia sotto i fianchi.
2. Estendi il braccio destro in avanti mentre contemporaneamente estendi indietro la gamba sinistra.
3. Mantieni la posizione per 3-5 secondi, quindi torna alla posizione di partenza.
4. Ripeti dal lato opposto e continua per 10-12 ripetizioni per lato.

Vantaggi:

1. Coinvolge sia il core che gli arti, migliorando l'equilibrio e la coordinazione.
2. Colpisce i muscoli addominali e della parte bassa della schiena, migliorando la forza complessiva del core.
3. Sviluppa la coordinazione tra la parte superiore e inferiore del corpo, migliorando i modelli di movimento generali.

44. Push-up con tocco sulle spalle in ginocchio

Istruzioni:

1. Inizia in una posizione push-up in ginocchio, tenendo le mani sotto le spalle e le ginocchia sotto i fianchi.
2. Esegui un push-up abbassando il petto a terra e spingendolo verso l'alto.
3. Nella parte superiore del push-up, tocca la spalla sinistra con la mano destra, quindi riporta la mano a terra.
4. Ripeti per 8-12 ripetizioni, alternando i colpi sulle spalle dopo ogni push-up.

Vantaggi:

1. Colpisce i pettorali, i tricipiti e le spalle.
2. Coinvolge i muscoli centrali per aiutare a stabilizzare il corpo durante il movimento.

3. Il tocco sulla spalla aggiunge una sfida all'equilibrio, promuovendo la coordinazione e la stabilità.

45. Estensione della parte centrale della schiena

Istruzioni:

1. Sdraiati a pancia in giù con le braccia tese davanti a te e le gambe dritte.
2. Solleva lentamente il petto e la parte superiore del corpo da terra mantenendo la parte inferiore del corpo a contatto con il pavimento.
3. Mantieni la posizione per qualche secondo, poi abbassati di nuovo.
4. Ripeti per 8-12 ripetizioni, concentrandoti sull'uso dei muscoli della schiena per sollevare piuttosto che delle braccia.

Vantaggi:

1. Mira agli erettori spinali, migliorando la forza e la stabilità nella parte bassa della schiena.
2. Aiuta a correggere la cattiva postura rafforzando i muscoli responsabili dell'allineamento della colonna vertebrale.
3. Rafforzare i muscoli della schiena può ridurre il disagio e il rischio di lesioni alla schiena.

46. Sit-up

Istruzioni:

1. Sdraiati sulla schiena con le ginocchia piegate e i piedi appoggiati sul pavimento, alla larghezza dei fianchi.
2. Metti le mani dietro la testa o incrociate sul petto.
3. Coinvolgi i muscoli centrali e solleva la parte superiore del corpo verso le ginocchia, espirando mentre ti alzi.
4. Abbassa lentamente la parte superiore del corpo nella posizione iniziale e ripeti per 10-15 ripetizioni.

Vantaggi:

1. Mira ai muscoli addominali, migliorando la forza e la stabilità complessive del core.
2. Muscoli centrali più forti possono aiutare a migliorare la postura e prevenire il rilassamento.
3. Aumenta la flessibilità della colonna vertebrale e della parte bassa della schiena coinvolgendo i muscoli attraverso una gamma completa di movimento.

47. Sollevamento del ginocchio con piegamento per squat

Istruzioni:

1. Stare con i piedi alla larghezza delle spalle e tenere un manubrio in ciascuna mano.

2. Abbassati in una posizione tozza piegando le ginocchia e spingendo indietro i fianchi.
3. Mentre ti alzi, esegui un curl per i bicipiti e solleva il ginocchio destro verso il petto.
4. Ripeti per 10-12 ripetizioni, alternando le gambe con ogni ricciolo tozzo.

Vantaggi:

1. Coinvolge simultaneamente i quadricipiti, i muscoli posteriori della coscia, i glutei, i bicipiti e i muscoli centrali.
2. Combina l'allenamento della forza con l'equilibrio, migliorando la coordinazione e le capacità motorie.
3. La combinazione di schemi di movimento aiuta a migliorare la forma cardiovascolare.

48. Sollevamento del polpaccio

Istruzioni:

1. Stare con i piedi alla larghezza dei fianchi e le mani appoggiate su una sedia o un muro per supporto.
2. Alzati lentamente sulle punte dei piedi, sollevando i talloni il più in alto possibile.
3. Mantieni la posizione in alto per un secondo, quindi abbassa nuovamente i talloni.
4. Ripeti per 12-15 ripetizioni, concentrandoti sull'intera gamma di movimento.

Vantaggi:

1. Mira ai muscoli gastrocnemio e soleo dei polpacci, migliorando la forza della parte inferiore della gamba.
2. Aumenta la propriocezione e l'equilibrio facendo lavorare i muscoli stabilizzatori delle gambe.
3. Incoraggia il flusso sanguigno alla parte inferiore delle gambe, riducendo il rischio di crampi e rigidità.

49. Mezzi squat

Istruzioni:

1. Stai con i piedi alla larghezza delle spalle e le braccia distese davanti a te per mantenere l'equilibrio.
2. Piega le ginocchia e abbassa il corpo in uno squat, fermandoti quando le cosce sono parallele al pavimento.
3. Spingi i talloni per tornare in posizione eretta.
4. Ripeti per 12-15 ripetizioni, assicurandoti che le ginocchia non passino sopra le dita dei piedi.

Vantaggi:

1. Mira ai quadricipiti, ai muscoli posteriori della coscia e ai glutei senza sottoporre a sforzo eccessivo le ginocchia.
2. Aiuta a migliorare la flessibilità e la mobilità di anche, ginocchia e caviglie.

3. Funziona sulla forza delle gambe, che supporta una migliore funzione articolare e riduce il rischio di lesioni.

50. Tenere lo squat

Istruzioni:

1. Stai con i piedi alla larghezza delle spalle e le braccia distese davanti a te.
2. Abbassa il corpo in una posizione tozza, mantenendo le ginocchia in linea con le dita dei piedi e le cosce parallele al pavimento.
3. Mantieni la posizione dello squat per 20-30 secondi, mantenendo la forma corretta.
4. Torna lentamente in piedi e ripeti per 2-3 serie.

Vantaggi:

1. Mira ai quadricipiti, ai glutei e ai muscoli posteriori della coscia, migliorando la forza della parte inferiore del corpo.
2. In questo modo si migliora la resistenza muscolare delle gambe e del core.
3. Aiuta a rafforzare i muscoli responsabili del mantenimento di una buona postura.

51. Passo alto

Istruzioni:

1. Stai con i piedi alla larghezza dei fianchi e le braccia lungo i fianchi.
2. Solleva il ginocchio destro il più in alto possibile verso il petto, quindi abbassalo nuovamente.
3. Gambe alternate, sollevando ciascuna ginocchio in alto in modo da marciare.
4. Ripeti per 30 secondi, aumentando gradualmente il ritmo.

Vantaggi:

1. Agisce sui flessori dell'anca e sui muscoli della coscia, promuovendo la forza delle gambe.
2. Aumenta la frequenza cardiaca, offrendo un allenamento cardiovascolare a basso impatto.
3. Migliora la flessibilità articolare e la coordinazione tra la parte superiore e inferiore del corpo.

52. Camminata dal tallone alla punta

Istruzioni:

1. Stai con i piedi uniti e le braccia lungo i fianchi.
2. Fai un passo avanti con il piede destro, posizionando il tallone direttamente davanti alla punta sinistra.

3. Continua a camminare in linea retta, toccando il tallone di
   ciascun piede con la punta dell'altro piede mentre cammini.
4. Esegui questa operazione per 10-15 passaggi, quindi inverti
   la direzione.

Vantaggi:

1. Aiuta a migliorare l'equilibrio e la coordinazione mettendo
   alla prova la stabilità durante la camminata.
2. Funziona sulla stabilità e mobilità della caviglia, importanti
   per la prevenzione delle cadute.
3. Promuove una migliore meccanica e postura della camminata.

53. Stretching dei flessori dell'anca in piedi

Istruzioni:

1. Stai in piedi e fai un passo indietro con il piede destro,
   piegando il ginocchio sinistro con un angolo di 90 gradi.
2. Spingi delicatamente i fianchi in avanti per allungare la parte
   anteriore dell'anca destra.
3. Mantieni la posizione per 15-30 secondi, quindi cambia lato.
4. Ripeti 2-3 volte per lato per un allungamento più profondo.

Vantaggi:

1. Allunga i flessori dell'anca, che possono diventare tesi a causa
   della seduta prolungata.

2. Migliora la flessibilità dell'articolazione dell'anca, riducendo la rigidità.
3. Lo stretching dei flessori dell'anca può aiutare a prevenire il disagio alla schiena causato dalla tensione muscolare.

54. Allungamento del polpaccio

Istruzioni:

1. Mettiti di fronte a un muro con le mani appoggiate su di esso per supporto.
2. Fai un passo indietro, mantenendo entrambi i piedi appoggiati a terra, e piega il ginocchio anteriore.
3. Premi il tallone posteriore a terra, sentendo l'allungamento del polpaccio.
4. Mantieni la posizione per 15-30 secondi, quindi cambia gamba.

Vantaggi:

1. Aiuta a rilasciare la tensione nei polpacci, favorendone la flessibilità.
2. Lo stretching regolare può ridurre la probabilità di crampi muscolari.
3. Aumenta la mobilità della caviglia, supportando un movimento migliore nelle attività quotidiane.

55. Allungamento dei glutei

Istruzioni:

1. Siediti sul pavimento con le gambe distese davanti a te.
2. Incrocia la caviglia destra sopra il ginocchio sinistro, formando una figura a quattro.
3. Premi delicatamente il ginocchio destro verso il pavimento per approfondire l'allungamento.
4. Mantieni la posizione per 20-30 secondi, quindi cambia lato.

Vantaggi:

1. Aiuta ad alleviare la tensione dei glutei, spesso causata dalla seduta prolungata.
2. Allunga i muscoli dei glutei, favorendo una migliore flessibilità dei fianchi.
3. Alleviare la tensione nei glutei può ridurre il dolore e il disagio lombare.

56. Cerchi del collo

Istruzioni:

1. Siediti o stai in piedi con la schiena dritta e le spalle rilassate.
2. Abbassa lentamente il mento verso il petto e ruota la testa con un movimento circolare.

3. Esegui il movimento lentamente in una direzione per 5-10 rotazioni, quindi cambia direzione.
4. Ripeti per 1-2 minuti, mantenendo un movimento rilassato e controllato.

Vantaggi:

1. Allevia la tensione e la rigidità del collo e delle spalle.
2. Aumenta la gamma di movimento del collo, migliorando la flessibilità.
3. Movimenti delicati del collo possono aiutare a rilasciare lo stress e favorire il rilassamento.

57. Allungamento del torace

Istruzioni:

1. Stai in piedi con i piedi alla larghezza delle spalle e le mani intrecciate dietro la schiena.
2. Raddrizza le braccia e sollevale delicatamente per aprire il petto.
3. Mantieni la posizione per 20-30 secondi, respirando profondamente per approfondire l'allungamento.
4. Ripeti 2-3 volte per un allungamento completo.

Vantaggi:

1. Aiuta a contrastare gli effetti della curvatura aprendo il torace.

2. Allungando il torace, favorisce una migliore postura e allineamento.

3. Rilascia la tensione nella parte superiore della schiena e nelle spalle, migliorando la mobilità.

58. Stretching dei quadricipiti in piedi

Istruzioni:

1. Stare in piedi e aggrapparsi a un oggetto robusto per mantenere l'equilibrio, come un muro o una sedia.

2. Piega un ginocchio e porta il piede verso i glutei, afferrando la caviglia con la mano.

3. Tieni le ginocchia unite e premi delicatamente i fianchi in avanti per approfondire l'allungamento.

4. Mantieni l'allungamento per 20-30 secondi, quindi ripeti sull'altra gamba.

Vantaggi:

1. Aiuta ad allungare i quadricipiti, che spesso sono tesi dopo essere stati seduti o in piedi per lunghi periodi.

2. Aumenta la flessibilità nella parte anteriore delle cosce, supportando una migliore mobilità delle anche e delle ginocchia.

3. Allevia la tensione e il disagio nella parte inferiore del corpo, migliorando la libertà di movimento.

59. Flessioni

Istruzioni:

1. Inizia in una posizione di plancia con le mani leggermente più larghe della larghezza delle spalle e i piedi uniti.
2. Abbassa il corpo verso il pavimento piegando i gomiti, mantenendo la schiena dritta e il core impegnato.
3. Spingiti indietro fino alla posizione di partenza, estendendo completamente le braccia.
4. Ripeti per 10-15 ripetizioni, concentrandoti sulla forma e sul movimento costante.

Vantaggi:

1. Mira al petto, alle spalle e ai tricipiti, rafforzando la parte superiore del corpo.
2. Coinvolge il core per aiutare a stabilizzare il corpo, migliorando la forza complessiva del core.
3. Incoraggia il movimento articolare e la flessibilità di polsi, spalle e gomiti.

60. Estensioni delle gambe da seduti

Istruzioni:

1. Siediti su una sedia con i piedi appoggiati sul pavimento e le ginocchia piegate a 90 gradi.

2. Estendi lentamente una gamba davanti a te, mantenendo il piede flesso e le dita rivolte verso l'alto.
3. Mantieni la posizione per alcuni secondi, quindi abbassa lentamente la gamba.
4. Ripeti per 10-12 ripetizioni per gamba.

Vantaggi:

1. Mira ai quadricipiti e aiuta a migliorare la forza dell'articolazione del ginocchio.
2. L'esecuzione regolare delle estensioni delle gambe migliora la flessibilità del ginocchio e riduce la rigidità.
3. Incoraggia il flusso sanguigno alla parte inferiore delle gambe, importante per ridurre il gonfiore e migliorare la circolazione.

CAPITOLO 5: RILASSAMENTO E RESPIRAZIONE PER LA GUARIGIONE

Tecniche Di Respirazione Per Migliorare Il Rilassamento E La Resistenza

Nonostante sia uno dei processi biologici fondamentali, la respirazione è spesso data per scontata. Sia la resistenza mentale che quella fisica possono essere notevolmente aumentate comprendendo e utilizzando la forza del respiro. Ciò è particolarmente cruciale per gli anziani poiché il mantenimento di un sistema respiratorio sano e l'adozione di buone tecniche di respirazione possono migliorare la salute generale, aumentare le prestazioni fisiche e favorire la serenità. Per migliorare la resistenza e favorire la calma, in questa valutazione esamineremo varie strategie di respirazione.

Tra le molte funzioni vitali della respirazione ci sono la rimozione dell'anidride carbonica dal corpo, la fornitura di ossigeno al corpo e la regolazione dei processi biologici. Quando si fa attività fisica, una corretta respirazione è essenziale perché garantisce che i muscoli ricevano abbastanza ossigeno per produrre energia. Una cattiva respirazione, d'altro canto, potrebbe provocare affaticamento, ansia e riduzione delle prestazioni. Imparare tecniche di respirazione efficienti potrebbe aiutare gli anziani con malattie cardiovascolari o con funzionalità polmonare compromessa ad aumentare la loro resistenza durante le attività quotidiane e l'esercizio.

Tipi di tecniche di respirazione

1. Respirazione del ventre o respirazione diaframmatica

Il diaframma è completamente impegnato durante la respirazione diaframmatica, il che consente ai polmoni di espandersi e riempirsi d'aria. Questo metodo può aumentare la capacità polmonare, migliorare lo scambio di ossigeno e favorire il rilassamento.

Istruzioni:

1. Scegli una posizione comoda per sederti o sdraiarti.
2. Due mani dovrebbero essere posizionate rispettivamente sul petto e sull'addome.
3. Assicurati che il diaframma, e non il petto, si alzi mentre fai un respiro profondo attraverso il naso.
4. Senti la pancia crollare mentre rilasci lentamente il respiro attraverso le labbra.
5. Respira per quattro, trattieni per quattro ed espira per sei, mirando a uno schema moderato e coerente.

Garantendo che i loro corpi ricevano abbastanza ossigeno, la respirazione diaframmatica regolare può aiutare gli anziani ad aumentare la loro resistenza durante le attività.

2. Respirare con le labbra increspate

Un metodo per migliorare la respirazione durante l'attività fisica è chiamato respirazione a labbra increspate. Può aiutare gli anziani a migliorare la resistenza generale e a controllare la respirazione.

Istruzioni:

1. Siediti o stai comodamente in piedi.
2. Fai un respiro lento, contando due volte, attraverso il naso.
3. Come se stessi per fischiare, stringi le labbra.
4. Per quattro conteggi, espira delicatamente e lentamente attraverso le labbra increspate.
5. Concentrati sull'estendere l'espirazione oltre la durata dell'inspirazione.

Mantenendo aperte le vie aeree più a lungo, questo metodo facilita uno scambio più efficace di CO2 e ossigeno. Le persone anziane che soffrono di dispnea possono trovarlo particolarmente utile durante l'attività fisica.

3. Respirazione quadrata o respirazione a scatola

Una tecnica di respirazione organizzata che promuove l'attenzione e il rilassamento è la respirazione a scatola. È uno strumento utile per gli anziani che potrebbero sentirsi a disagio o irrequieti perché può aiutare a ridurre la tensione e l'ansia.

Istruzioni:

1. Mantieni la schiena dritta quando sei seduto comodamente.
2. Fai quattro respiri profondi attraverso il naso.
3. Per quattro conteggi, trattieni il respiro.
4. Quattro volte, rilascia il respiro attraverso la bocca.
5. Per quattro conteggi, trattieni il respiro ancora una volta.
6. Per molti minuti, ripetere il ciclo.

La respirazione a scatola può aiutare a ridurre la tensione, promuovere la chiarezza mentale e rilassare la mente. Questo metodo aiuta a rilassarsi e recuperare sia prima che dopo l'esercizio.

4. Nadi Shodhana, o respirazione a narici alternate.

Una tecnica yoga che ti aiuta a rilassarti ed equilibrarti è la respirazione a narici alternate. Per gli anziani che cercano calma e lucidità, è l'esercizio perfetto perché può aiutare a ridurre l'ansia e migliorare la concentrazione.

Istruzioni:

1. Mantieni la schiena dritta quando sei seduto comodamente.
2. Sigilla la narice destra con il pollice.
3. Fai quattro respiri profondi attraverso la narice sinistra.
4. Usando l'anulare destro, chiudi la narice sinistra e apri quella destra.
5. Quattro volte, espira attraverso la narice destra.
6. Fai un respiro contando quattro attraverso la narice destra.
7. Espira quattro volte attraverso la narice sinistra dopo aver chiuso la destra.
8. Ripeti più volte.

Per gli anziani che desiderano ridurre lo stress e migliorare il loro benessere generale, questo metodo può favorire il rilassamento e aiutare nella purificazione mentale.

5. Contare i respiri

Una tecnica semplice ma potente per migliorare la consapevolezza e la concentrazione è il conteggio del respiro. Può fornire relax agli anziani che soffrono di ansia o irrequietezza.

Istruzioni:

1. Puoi facilmente sederti o sdraiarti.
2. Respira profondamente e chiudi gli occhi.
3. Concentrati sul respiro e conta "uno" mentre inspiri.

4. Conta "due" mentre rilasci il respiro.

5. Conta i tuoi respiri fino a raggiungere cinque, quindi ricomincia da uno.

6. Riporta la mente al respiro e al conteggio se si allontana.

Riportando l'attenzione al presente, il conteggio del respiro favorisce il rilassamento e la serenità. Funziona incredibilmente bene per promuovere una mentalità calma e fermare i pensieri in corsa.

Utilizzo di metodi di respirazione nelle situazioni quotidiane

Queste tecniche di respirazione devono essere incorporate nella routine quotidiana per trarne tutti i benefici. Gli anziani possono trarre beneficio dai seguenti consigli:

1. Che sia al mattino, subito prima di andare a letto o subito dopo l'allenamento, pianifica ogni giorno del tempo per praticare le tecniche di respirazione.

2. Combinalo con l'attività fisica: quando cammini, fai yoga o ti alleni con i pesi, usa tecniche di respirazione. Respira in tandem con il tuo movimento per prestazioni e relax ottimali.

3. Stabilisci uno spazio per il relax: scegli una zona tranquilla e confortevole della tua casa dove puoi fare esercizi di respirazione. Questo posto ha il potenziale per migliorare la consapevolezza e il relax.

4. Gli anziani dovrebbero prestare attenzione a come i loro corpi reagiscono alle diverse tecniche di respirazione. Trovare le tattiche più efficaci e applicarle in modo coerente è fondamentale.

5. Cercare assistenza: gli anziani che non hanno chiara una tecnica possono trarre beneficio da sessioni guidate, che possono essere condotte con l'aiuto di un operatore sanitario, workshop locali o risorse online.

Per gli anziani in particolare, la respirazione è una tecnica davvero utile per sviluppare calma e resistenza. Incorporare tecniche di respirazione come la respirazione diaframmatica, la respirazione a labbra increspate, la respirazione a scatola, la respirazione a narici alternate e il conteggio dei respiri nelle routine quotidiane può aiutare gli anziani a sentirsi più in pace e ad avere migliori prestazioni fisiche. L'adozione di queste abitudini offre alle persone la possibilità di vivere una vita più felice e vivace oltre a migliorare la propria salute.

Metodi Di Rilassamento Che Supportano Il Recupero Dopo L'esercizio

Dare priorità al recupero dopo l'esercizio è essenziale per promuovere il rinnovamento e la riparazione del corpo. Per gli anziani, i cui corpi potrebbero aver bisogno di ulteriore assistenza per riprendersi dallo sforzo fisico, questo è particolarmente importante. Includere esercizi di rilassamento nel regime post-allenamento può migliorare l'umore generale, accelerare il recupero e ridurre il dolore muscolare. Di seguito sono riportate alcune tecniche di rilassamento benefiche per il recupero dopo l'esercizio:

1. Stretching e raffreddamento

È essenziale rinfrescarsi dopo l'allenamento per evitare vertigini e abbassare gradualmente la frequenza cardiaca. La tua attività di defaticamento può ridurre la tensione muscolare e aumentare la flessibilità includendo un po' di stretching.

Istruzioni:

1. Gli allungamenti statici per ciascun gruppo muscolare principale dovrebbero essere eseguiti per 5-10 minuti dopo l'allenamento.
2. Durante l'allenamento, concentrati sulle aree che hanno lavorato maggiormente.

3. Allunga le braccia, le gambe, la schiena e il core dopo una sessione di allenamento per la forza.
4. Per 15-30 secondi, mantieni ogni allungamento mentre fai respiri profondi.

Lo stretching allevia la tensione e il dolore muscolare e aumenta la circolazione. Portando il corpo da una condizione attiva a una condizione calma, favorisce anche il rilassamento.

2. PMR o rilassamento muscolare progressivo

Ogni gruppo muscolare del corpo può essere teso e poi rilassato utilizzando la tecnica di rilassamento muscolare progressivo. Questa tecnica può favorire la calma mentale e aiutare a rilasciare lo stress fisico derivante dall'esercizio.

Istruzioni:

1. Procedi dalla punta dei piedi.
2. Trascorri cinque secondi tendendo ciascun gruppo muscolare, poi lascia andare e concentrati sulla sensazione di rilassamento.
3. Prenditi qualche secondo per allungare le dita dei piedi, ad esempio, e poi rilassati.
4. Sali dai piedi al viso, alle braccia, all'addome, alle cosce e ai polpacci.

La PMR favorisce un rilassamento profondo e riduce la tensione muscolare. Inoltre, può aiutarti a sentirti meno stressato e a dormire meglio.

3. Meditazione e consapevolezza

Permettendoti di rimanere nel momento e calmare la mente, gli esercizi di consapevolezza e meditazione possono aiutarti in modo significativo nel recupero dopo un allenamento. Questi metodi migliorano il benessere mentale ed emotivo generale incoraggiando l'autoconsapevolezza e il rilassamento.

Istruzioni:

1. Trova un posto tranquillo dove non sarai disturbato.
2. Mantieni la schiena dritta quando sei seduto comodamente.
3. Chiudi gli occhi e concentrati sul respiro lasciando che i pensieri fluiscano liberamente.
4. Per facilitare la tua pratica, puoi anche utilizzare CD o applicazioni che offrono meditazione guidata.

La meditazione e la consapevolezza possono aiutare con la chiarezza mentale, il miglioramento dell'umore e la riduzione dello stress. È stato dimostrato che la pratica frequente migliora il recupero abbassando i livelli corporei dell'ormone dello stress cortisolo.

4. Tai Chi o yoga dolce

Dopo l'allenamento, fare un po' di yoga leggero o tai chi ti aiuterà a distenderti e rilassarti, fornendo allo stesso tempo un approccio a basso impatto per rilassarti. Entrambi gli approcci pongono una forte enfasi sull'equilibrio, sulla consapevolezza del respiro e sul movimento deliberato.

Istruzioni:

1. Esegui un esercizio di yoga o tai chi veloce e delicato che si concentri sulla respirazione profonda e su movimenti silenziosi e controllati.
2. Pose particolarmente rilassanti includono la torsione supina, la posa del bambino e la posa del gatto-mucca.

Questi esercizi riducono la tensione muscolare, migliorano l'equilibrio e aumentano la consapevolezza del corpo. Possono anche ridurre l'affaticamento dopo l'esercizio e favorire il rilassamento.

5. Nutrizione e idratazione

Sebbene non sia esattamente un metodo calmante, una corretta alimentazione e acqua sono essenziali per il recupero dopo l'esercizio. Mangiare cibi ricchi di sostanze nutritive e bere molta acqua può aiutare la salute generale e il recupero muscolare.

Istruzioni:

1. Per rimanere idratato, bere molta acqua dopo l'allenamento.
2. Pensa a consumare uno spuntino o un pasto sano che includa carboidrati, proteine e grassi buoni.
3. Altre opzioni sono toast integrali con avocado, un'insalata proteica magra o un frullato di frutta e yogurt.

Una dieta sana e l'assunzione di acqua aiutano i muscoli a recuperare, riducono il rischio di dolore e riempiono le riserve di energia. Dopo l'allenamento, aiutano anche il recupero generale, facendoti sentire meglio.

6. Fai una doccia o un bagno caldo

Dopo l'allenamento potrete rilassarvi e recuperare facendo un bagno caldo o una doccia. Il calore dell'acqua favorisce la circolazione e rilassa i muscoli doloranti.

Istruzioni:

1. Rilassati per 15-20 minuti in un bagno caldo o in una doccia dopo l'allenamento.
2. Usa i sali di Epsom o gli oli profumati come la lavanda per aiutarti a rilassarti ancora di più.

L'acqua calda allevia la fatica e calma i muscoli tesi. Potrete rilassarvi dopo l'allenamento grazie all'ambiente tranquillo, che favorisce anche il rilassamento mentale.

7. Movimento lieve

Dopo una sessione di allenamento, un movimento leggero può migliorare la circolazione sanguigna e ridurre la rigidità, favorendo il processo di guarigione. Camminare e andare in bicicletta sono esempi di esercizi leggeri che possono mantenere il corpo in movimento senza sovraccaricare i muscoli.

1. Dopo l'allenamento principale, pensa a fare un leggero stretching o a fare una passeggiata di dieci-quindici minuti.
2. Per godere dei vantaggi della natura e dell'aria fresca, è possibile farlo all'aperto.

Un movimento leggero allevia la rigidità e il dolore rimuovendo i prodotti di scarto metabolico dai muscoli. Può anche migliorare l'umore e il benessere.

Per gli anziani in particolare, incorporare tecniche di rilassamento nel regime post-allenamento è essenziale per un recupero ottimale. Il miglioramento della guarigione e il benessere generale sono facilitati dallo stretching, dalla respirazione profonda, dal rilassamento muscolare progressivo, dalla consapevolezza, dallo yoga dolce e dal bere abbastanza acqua. Gli anziani che danno priorità a queste attività possono incoraggiare uno stile di vita più sano e attivo sviluppando un senso di calma e relax oltre a favorire il recupero fisico.

CAPITOLO 6: STABILIRE OBIETTIVI RAGGIUNGIBILI E ISPIRANTI E MONITORARE I RISULTATI

Qualsiasi programma di allenamento per la forza efficace deve includere la definizione di obiettivi raggiungibili e stimolanti e il monitoraggio efficace dei progressi, soprattutto per gli anziani di età superiore ai 70 anni. È impossibile sopravvalutare l'importanza di avere un obiettivo ben definito e un sistema di monitoraggio affidabile quando le persone iniziano il loro percorso di fitness. . Oltre a promuovere la dedizione, questo approccio consente agli anziani di monitorare il proprio sviluppo, il che migliora la loro salute e il benessere generale.

Il significato degli obiettivi

Gli obiettivi agiscono come una tabella di marcia, guidando le persone verso i risultati desiderati. Gli anziani possono diventare più motivati e concentrati se stabiliscono obiettivi SMART: specifici, misurabili, realizzabili, pertinenti e con limiti di tempo. Gli anziani possono rimanere in pista fissando obiettivi chiari, siano essi migliorare la forma fisica generale, l'equilibrio o la forza muscolare.

Tipi di obiettivo

1. Obiettivi a breve termine: possono essere raggiunti in poche settimane o mesi e fungono da trampolini di lancio verso obiettivi più ambiziosi. Un obiettivo a breve termine può essere quello di fare stretching frequentemente per aumentare la flessibilità o di eseguire un numero specifico di esercizi tre volte a settimana.

2. Obiettivi a lungo termine: si tratta di obiettivi generali che possono richiedere mesi o addirittura anni per essere raggiunti. Gli esempi includono il mantenimento dell'indipendenza nelle attività quotidiane, il sollevamento di un certo peso e il completamento di un certo numero di ripetizioni di un esercizio.

Stabilire obiettivi SMART

Gli obiettivi dovrebbero aderire ai criteri SMART per essere efficaci:

1. Specifico: definisci chiaramente i tuoi obiettivi. Invece di dire "Voglio diventare più forte", includi "Voglio fare 10 flessioni sul muro consecutive".

2. Misurabile: fornire criteri per valutare l'avanzamento. Ad esempio, "Voglio aumentare il peso del curl con manubri da 5 libbre a 10 libbre in tre mesi".

3. Raggiungibile: stabilisci obiettivi realistici in base al tuo attuale livello di forma fisica. Ad esempio, "mi eserciterò con i sollevamenti delle gambe da seduto tre volte alla settimana".

4. Pertinente: verifica che l'obiettivo sia in linea con le tue forze trainanti e gli obiettivi di salute generale. Un obiettivo pertinente se il miglioramento dell'equilibrio è importante sarebbe "Voglio mantenere l'equilibrio su una gamba sola per 10 secondi".

5. Limitato nel tempo: imposta una scadenza per il completamento dell'attività. In questo modo: "Entro quattro settimane, voglio aumentare i sollevamenti dei polpacci a 15 ripetizioni".

Tecniche per mantenere la motivazione

1. Scoprire la tua motivazione

Gli anziani potrebbero legare i propri obiettivi alle proprie passioni o sogni per aumentare la motivazione. Allineare gli obiettivi con questi interessi aumenta l'impegno, sia che si tratti di giocare con i nipoti, di partecipare a riunioni sociali o semplicemente di avere più libertà.

2. Compreso il piacere

La procedura è più appagante quando si scelgono hobby divertenti. Il divertimento è fondamentale per mantenere la motivazione, sia che si tratti di selezionare attività coinvolgenti o di modificare la routine per prevenire la noia. Ad esempio, seguire un corso di gruppo può aiutarti a raggiungere i tuoi obiettivi di fitness e promuovere l'interazione sociale.

3. Incoraggiamento

Per mantenere la motivazione è necessario riconoscere e applaudire le piccole vittorie. Riconoscere i risultati favorisce una sensazione di soddisfazione, sia che si tratti di raggiungere un obiettivo o di completare un allenamento impegnativo. Potrebbe trattarsi di concedersi un passatempo preferito o riunirsi con i propri cari per celebrare i risultati raggiunti.

4. Sistemi di sostegno

L'allenamento della forza con i propri cari, gli amici o le organizzazioni di quartiere ti aiuta a mantenerti motivato e responsabile. Frequentare un corso di fitness locale o allenarsi con un partner offre un sistema di supporto che incoraggia la regolarità e un sentimento di comunità.

5. Monitoraggio dello sviluppo

Monitorare i propri progressi è essenziale per valutare il proprio successo e individuare le aree di sviluppo. Questo ciclo di feedback consente di modificare gli obiettivi secondo necessità e aumenta la motivazione.

Modi per monitorare lo sviluppo

1. Diari di fitness: utilizzare un quaderno per documentare allenamenti, esercizi, serie, ripetizioni e variazioni di peso potrebbe essere utile. Questo approccio produce un registro trasparente dello sviluppo e può aiutare a individuare le tendenze nel tempo.

2. Tecnologia e applicazioni: la tecnologia indossabile e le app per il fitness possono essere utilizzate per monitorare la frequenza cardiaca, registrare gli allenamenti e determinare i livelli di attività complessivi. Per rendere il monitoraggio più coinvolgente, molte app consentono agli utenti di impostare obiettivi, registrare esercizi e visualizzare grafici sui progressi.

3. Foto dei progressi: soprattutto quando si tratta di forza, tono muscolare e forma fisica generale, scattare foto a intervalli regolari può aiutare a mostrare i progressi. Grazie alla

capacità di valutare visivamente i propri progressi nel tempo, gli anziani potrebbero trovare questa tecnica motivante.

4. Valutazioni frequenti: la determinazione dei guadagni di forza e resistenza può essere facilitata impostando periodi di tempo predeterminati per monitorare i progressi, ad esempio una volta al mese o ogni poche settimane. Ciò può comportare la determinazione del peso massimo da sollevare, il numero massimo di ripetizioni o la quantità di flessibilità da aumentare.

5. Test di fitness: test cronometrati da seduto a in piedi e altri test di fitness di base possono aiutare a rilevare cambiamenti nella mobilità funzionale e nella forza. Ci sono chiari indicatori di successo quando questi test vengono rivisti su base regolare.

Un buon programma di allenamento per la forza per gli adulti sopra i 70 anni deve includere la definizione di obiettivi raggiungibili e stimolanti e il monitoraggio dei progressi. Stabilire obiettivi SMART, sviluppare l'automotivazione, utilizzare una varietà di metodi di monitoraggio e mantenere la flessibilità quando si modificano gli obiettivi possono aiutare gli anziani a creare un percorso di fitness appagante che migliori la loro forza, mobilità e qualità di vita complessiva. Decidendo di abbracciare uno stile di vita migliore e più attivo e mantenendolo, possono ottenere risultati sorprendenti.

CONCLUSIONE

Congratulazioni per aver fatto il primo passo per diventare una versione più forte, più sana e più indipendente di te stesso. Questo capolavoro è più di una semplice guida all'allenamento; è un piano stradale per ritrovare vigore e fiducia in qualsiasi fase della vita.

Hai già imparato che gli esercizi di forza, se eseguiti correttamente e in sicurezza, possono cambiare la vita. Che tu abbia appena iniziato con il fitness o desideri spingerti oltre, gli allenamenti contenuti in questo libro sono progettati per essere semplici, efficaci e adattabili. Ricorda che la crescita è individualizzata e non esiste una soluzione valida per tutti. Il tuo percorso consiste nello sviluppare la forza alla tua velocità, senza fretta.

Nel corso dei capitoli hai appreso una serie di esercizi progettati specificamente per gli anziani per aumentare la mobilità, la forza, la salute delle ossa e l'equilibrio. A parte i benefici fisici, l'allenamento della forza migliora il tuo benessere emotivo e mentale. Sollevare pesi, fare esercizi a corpo libero e impegnarsi in una routine di fitness, come dimostrato in molti dei resoconti contenuti in questo libro, può fornire un grande senso di realizzazione e di empowerment.

Mentre continui il tuo allenamento, ricorda di apprezzare le piccole vittorie. Questi successi sono importanti, sia che si tratti di stare un po' più in alto, di salire le scale più facilmente o di sentirsi più entusiasti durante il giorno. Il rafforzamento richiede tempo, ma ogni esercizio, allungamento e respiro profondo che fai ti avvicina alla vita vibrante e indipendente che meriti.

Coloro che hanno letto questo libro e hanno trovato la forza dovrebbero rendersi conto che il loro viaggio è solo all'inizio. Mantieni coerenza, pazienza e impegno per la tua salute. Per coloro che hanno appena iniziato, credi che con il tempo noterai gli enormi cambiamenti che si verificano concentrandosi sul tuo benessere fisico. Tu, come i molti anziani che hanno già abbracciato questo libro, otterrai benefici che cambieranno la tua vita dall'allenamento della forza.

La forza è più che semplicemente un muscolo. È tutta una questione di fiducia. È tutta una questione di libertà. Si tratta di capire che puoi prenderti cura della tua salute e del tuo futuro.

Continuiamo quindi il nostro viaggio insieme. Il tuo sé più forte ti aspetta e con questo libro sarai ben preparato per incontrarlo.

Brindiamo a te più sano e indipendente oggi e negli anni a venire.